빛깔있는 책들 202-1

민간 요법

글, 사진/안덕균

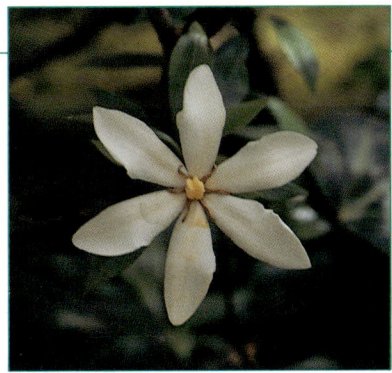

대원사

안덕균 ———————

1941년 경기도 화성군에서 태어났다. 경희대학교 한의과 졸업. 同 대학원 본초학 전공으로 한의학 박사를 취득했다. 육군사관학교, 동국대, 대전대, 동덕여대 강사를 거쳐 현재 경희대 한의학과 교수로 재직중이다. 전국 각지는 물론 중국, 소련, 유럽, 미국, 일본, 대양주 등지에서 약초 채집과 이에 따른 자료를 수집했다. 저서로는 「현대본초학」 「향약채취월령」 등이 있다.

민간 요법

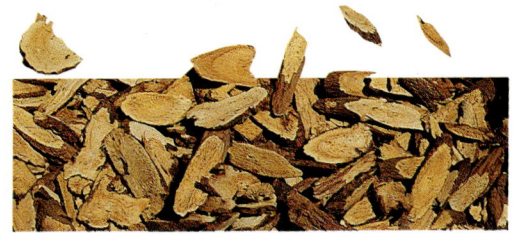

민간 요법

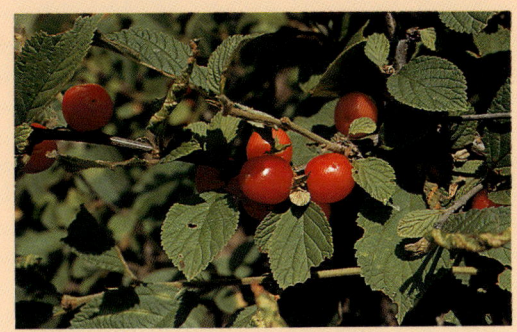

민간 의료란 무엇인가

　민간 의료는 인류의 탄생과 함께 발전, 변모하면서 인간의 질환을 다스려 온 살아 있는 의학이다. 이 의학은 계통적인 체계화를 이룩한 것은 아니다. 우리의 조상들이 몸소 경험했던 사실들이 입에서 입을 통하여 전해 오면서 확실성을 제시해 준 실증들이 쌓인 경험의학이다. 실생활에서 얻은 체험들이 축적된 민간 속방들은 예부터 의사나 자연과학자들의 놀라움 속에서 호기심을 자아내기에 부족함이 없었다.

　민간 요법의 재료는 우리가 살고 있는 생활 주변에서 손쉽게 얻을 수 있으며 무심코 지나친 자연물이 생명을 구하는 귀중한 물건이 되기도 하였다. 이같은 사실들이 근래에 와서 급격한 산업화의 물결 속에서 자취를 감추는 듯하였으나 합성 의약품에 대한 피해가 크게 나타나자 별로 관심이 없었던 민간 의료는 이러한 피해 없이 신비한 효력을 나타내므로 새로운 마력을 느끼면서 현대인들에게 점차 깊은 뿌리를 내리게 되었다.

　이 책은 민간 요법을 통해 가벼운 감기 증상에서부터 잘 치유되지 않는 질환에 이르기까지 주변에서 쉽게 구하거나 살 수 있는 약재를

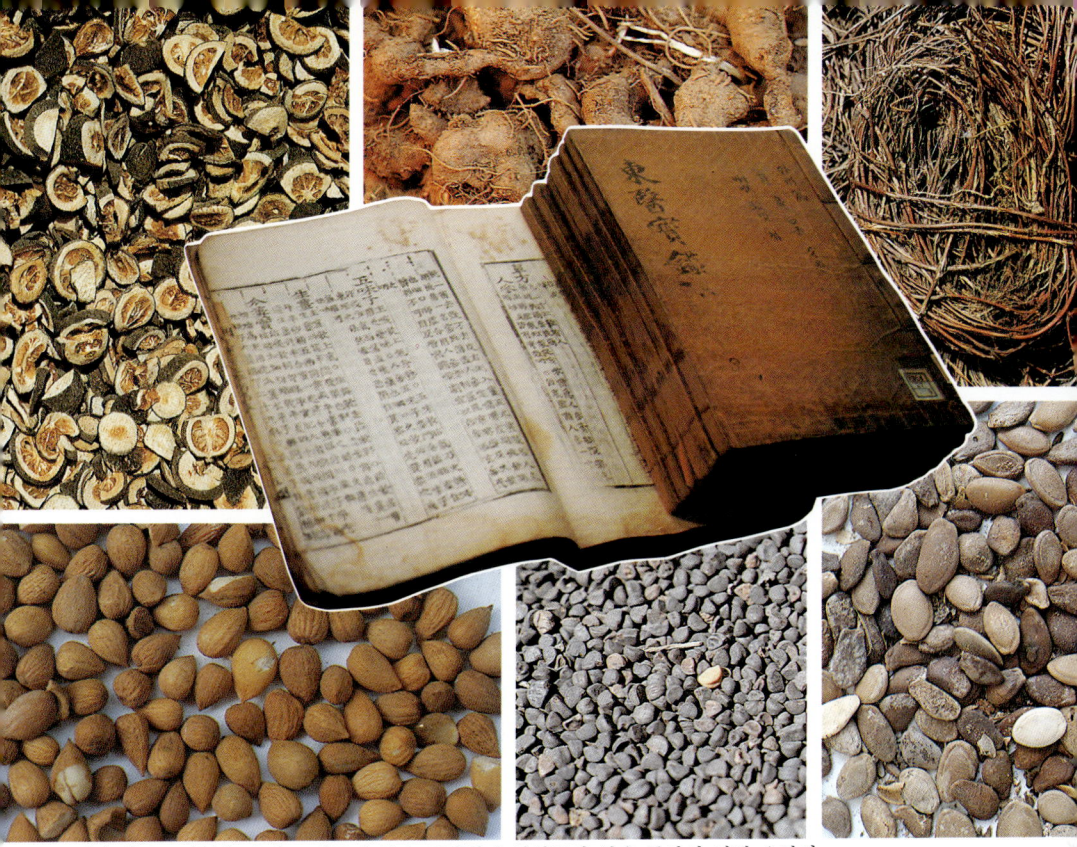

민간 의료 이것은 우리 조상들이 몸소 경험했던 사실들이 입을 통하여 전해 오면서 확실성을 제시해 준 실증들이 쌓인 경험 의학이다. 이 책은 허준의 「동의보감」에 나오는 민간 의료에 대한 글이다.

이용하여 병고를 치유하는 요법들을 싣고 있다. 모든 질환들은 각기 다른 개인의 체질에 따른 치료법이 있음에도 불구하고 여기에서는 일반적인 치료법들을 민간약을 이용하여 할 수 있는 것만을 수록하였다. 그리고 치료법은 막연하게 누가 먹고 나았으니 권한다는 것이 아니라 왜 치료가 되는지를 최대한 과학적으로 밝히도록 노력하였다. 또 응용해 보고 확실한 효험을 얻을 수 있는 것들만을 선별하였다. 만약 이 약들로 효험을 얻지 못하면 의사나 한의사를 찾아 체질과 병증에 따른 처방전에 의하여 치료를 받아야 한다.

이 책에 수록된 약재들은 독성이 없는 것만 실었는데 혹시 부작용이 일어난다면 그것은 복용자가 자기 진단을 잘못하여 투약을 적절하게 하지 못한 까닭이다. 민간약일수록 잘못 복용하더라도 중독 증상을 유발하거나 다른 장기에 손상이 가지 않는 것을 선택해야 한다.

대개 환자들은 주위 사람들로부터 어느 병은 어느 약을 먹고 쉽게 나았다는데 그 약을 먹어 보라는 권유를 많이 받고 마음이 흔들리거나 심한 경우는 병이 더욱 악화된다. 환자의 마음이 약할 때는 정신력도 떨어지고 치유의 능력도 상실된다. 그러나 이런 상태에서 아무런 의학 상식이 없는 사람이 아무 약을 먹으라고 권한다고 마구 먹을 수는 없는 노릇이다. 시중에는 어느 병에는 무엇이 잘 낫는다고 써 놓은 책도 많고 또한 매스컴을 통하여 좋다는 요법들이 쏟아져 나오지만 이런 것들을 걸러 내지 않고 마구 발표하는 것은 큰 사회 문제이다.

민간약의 유효성은 현대 과학의 발전과 함께 그 신비성이 하나씩 증명되고 있으며 전혀 근거없는 약들이 치료제로 사용되는 것은 결코 아니다. 보잘것없는 들풀과 꽃들 그리고 곤충들에게서 생명을 지키는 요소들이 숨어 있으나 사람들은 그 힘을 알지 못하기 때문에 병고에서 헤어나지 못하고 있다.

민간약의 정의

민간 요법으로 응용되는 약재들은 하찮은 나무 껍질, 풀뿌리에서
부터 동물이나 광물까지를 모두 포함하고 있으며 이런 약재들은
우리가 살아가는 자연 환경 속에서 얻어지는 산물들이다. 이들은
우리의 일상 생활과 매우 밀접한 자연 생명체들이므로 민족 주체성
과도 관계있다.

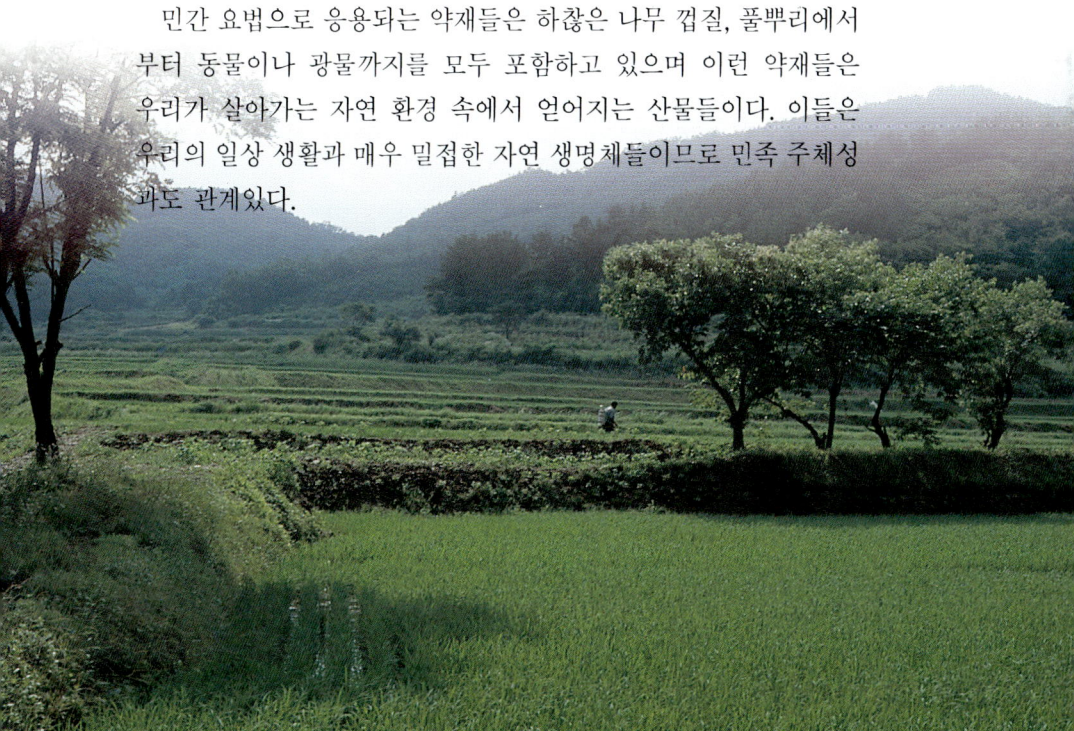

어느 나라 어느 민족이든 그나름의 민간 요법은 전하게 마련이고 이 속에 숨어 있는 신비의 생명체들은 병들고 피로한 생명을 구하는 데 수많은 공헌을 해왔다는 사실을 부인할 사람은 아무도 없다. 단지 이런 사실들이 과학적으로 입증될 것인지 아니면 타당성이 없는 것인지가 문제로 남는다.

민간약의 채취

자연에 산재되어 있는 약재는 채약 시기가 각각 다르므로 가능하면 절기에 따라서 채취해야만 유효 성분을 최대한 높일 수 있다.

예를 들어 칡뿌리는 새싹이 돋기 전 봄에 채취해야 하며, 패랭이 꽃과 약쑥은 초여름에 수확하고 황백, 참외 꼭지는 여름이 적기이며, 아가위와 모과는 가을에 채취해야 한다.

민간약의 사용법

민간약은 귀중한 생명을 다루는 것이므로 항간에 떠도는 말만 듣고 사용할 수 없는 까닭에 그 사용하는 법을 정확하게 알아야 한다.

첫째, 자연 식품이나 민간약을 분별없이 소개하고 과다하게 선전하는 것을 잘 판단해야 한다. 독성 성분이 들어 있는 것은 부작용을 일으키기 때문이다.

둘째, 확실한 근거 곧 치료의 과학적인 근거나 임상적 사실들이 정확하게 나타난 것을 사용해야 한다. 아무리 믿을 만한 사람이 말하더라도 약에 대해서 신빙성이 없고 전적으로 그 분야의 전공자

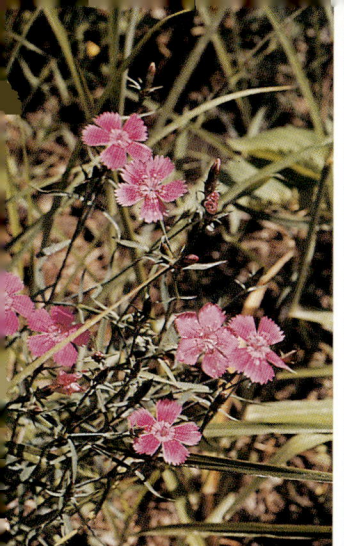
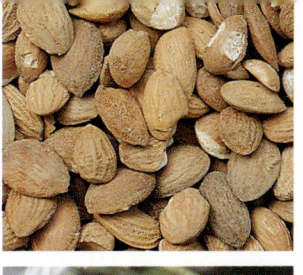
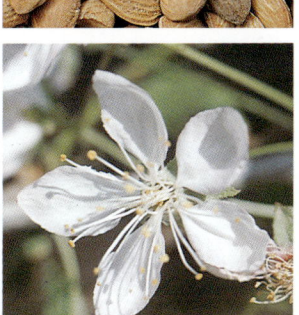
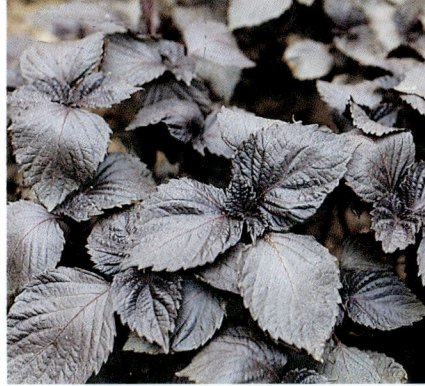
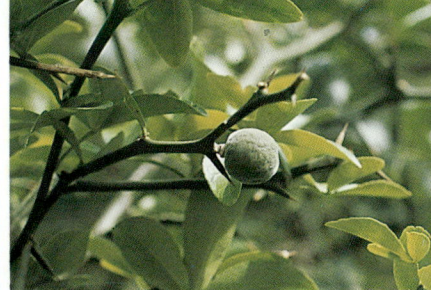
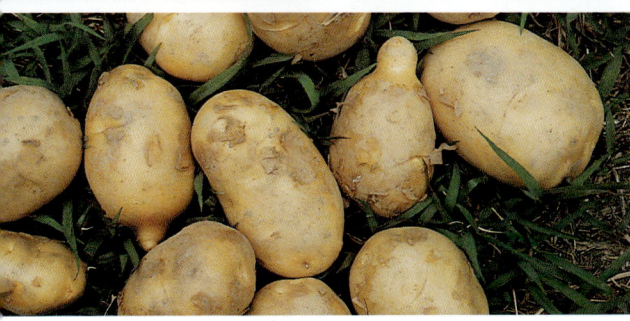

민간약 우리 주변에서 손쉽게 얻을 수
있는 것들이 생명을 구하는 약이 되기
도 한다. 사진은 패랭이꽃, 복숭아씨,
소엽, 산이스라지, 탱자나무, 감자 등이
다.

가 아니면 잘 알아보고 써야 한다.

셋째, 정확한 약재라도 채취 시기에 따라서 큰 효과를 볼 수도
있고 도리어 피해를 줄 수가 있다. 예를 들면 복숭아나 살구씨는
완전하게 익지 않으면 유독 성분이 있어서 치명적인 손실을 준다.

넷째, 독성 성분이 들어 있는 초오, 부자, 석산 등은 전탕 시간을
오래 하여 유독 성분을 파괴시켜야 하며 해독 약재를 함께 써야
부작용을 최소한 줄일 수 있다.

다섯째, 동물성 약재는 내장과 머리, 꼬리 등을 떼고 써야 독성
물질과 불필요한 부분을 제거시킬 수 있다.

민간약 달이는 법과 복용법

 물을 붓고 끓여서 유효 성분을 추출해 내는 것은 효과를 빨리 얻기 위해서이다. 수용액 상태에서는 위장에 피해를 주지 않고 쉽게 흡수되기 때문에 속효를 볼 수 있다. 그리고 가루약이나 환약보다 만들고 먹기에 간편해서 이 방법을 택하게 된다.
 첫째, 달일 때에 쓰는 용기는 곱돌솥이나 오지 약탕기를 쓰는 것이 가장 좋지만 달이는 동안 줄어드는 약물을 직접 볼 수 없기 때문에 태우는 경우가 많다.

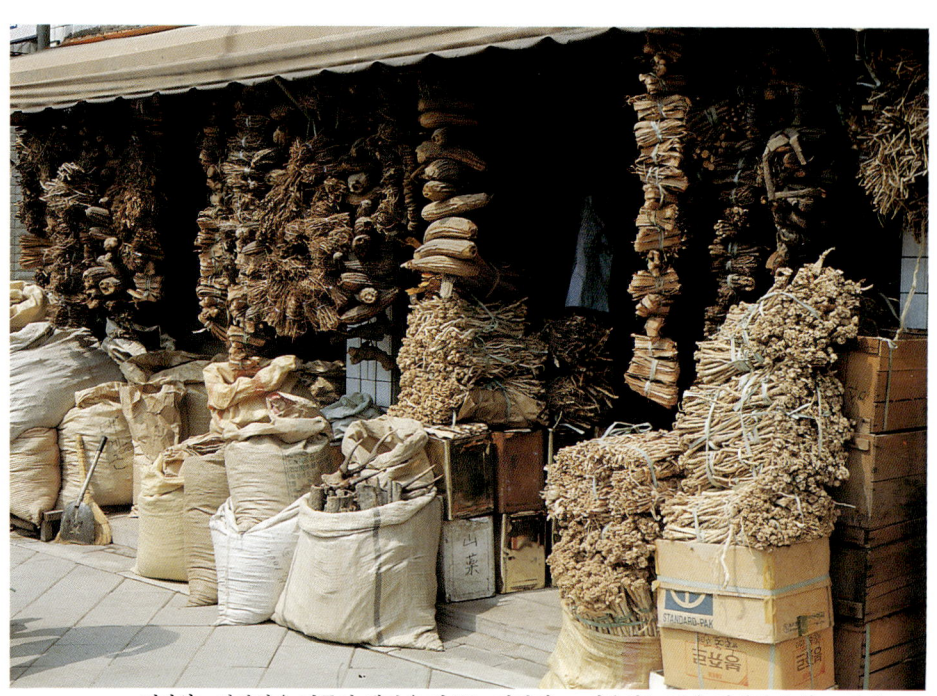

민간약 민간약은 귀중한 생명을 다루는 까닭에 그 사용하는 법을 정확하게 알고 써야 한다. 한약 상가에 진열되어 있는 약재들이다.

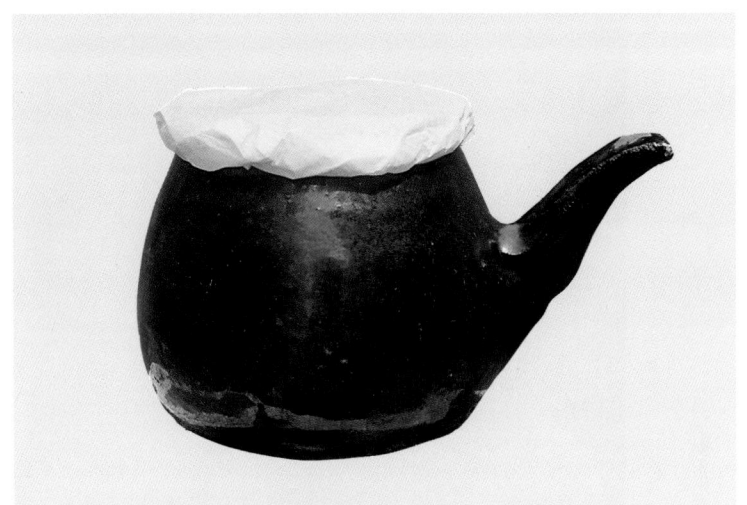

오지 약탕기 약을 달일 때는 오지 약탕기를 쓰는 것이 가장 좋지만 줄어드는 약물을 직접 볼 수 없어 태우는 경우가 있다.

스테인리스나 알루미늄 용기는 달이는 과정에서 화학 반응을 일으켜서 효력을 감소시킨다. 뿐만 아니라 약효 성분 가운데 탄닌은 더 빠른 속도로 변화하며 인삼, 도라지, 잔대, 더덕 등은 철기와 접촉하면 쉽게 썩는다. 이것은 아직까지 이유가 밝혀지지 않았으나 효능에 현격한 감소를 나타내므로 피해야 한다.

둘째, 약을 달일 때에는 대개 물을 약의 3, 4배 가량 붓고 끓인다. 약을 끓일 때에는 불을 약하게 하며 10, 20분이 경과되면 끓는데 약액이 넘치지 않도록 뚜껑을 약간 열고 서서히 끓인다.

약을 달이는 시간은 향기가 많은 방향성 정유가 들어 있는 약과 꽃, 잎 종류는 30분에서 1시간이 적당하며 뿌리나 나무 껍질은 2, 3시간이 좋다. 약을 달이는 데 많은 시간을 들이는 사람이 있는데 이 방법은 도리어 약효 성분을 감소케 하는 결과를 가져오고 또 고열로 단시간에 달이는 것도 성분에 큰 변화를 가져온다.

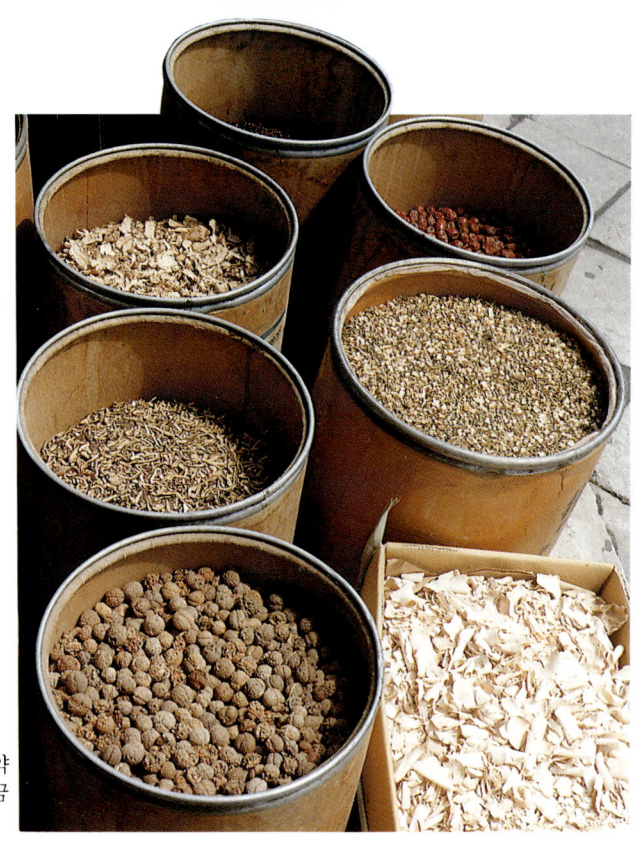

민간약 자연에서 채취한 민간약을 손쉽게 이용할 수 있게끔 상품화하여 판매하고 있다.

셋째, 달인 약은 더운 방이나 실내에서는 쉽게 변질되므로 서늘한 장소나 냉장고에 보관하는 것이 좋다. 그리고 되도록 2일 이상 경과하지 않도록 한다. 오래 된 것은 유효 성분에 변화를 가져오기 때문이다.

넷째, 약물은 따뜻할 때에 복용하나 독성 약재는 찬 것을 복용해야 한다.

다섯째, 복용 시간은 병에 따라서 다르지만 병이 팔다리, 머리에 있으면 공복에 마시고 콩팥이나 방광, 자궁 등에는 식사 전에 복용하며 위, 간, 폐, 심장에는 식사 뒤에 복용하며 하루 3번으로 나누어 먹는다.

민간약 구입 방법

　민간에서 활용할 수 있는 약재는 생활 주변의 산, 들 그리고 전국 각지의 초약 상회에서 구입할 수 있다.

　서울에서는 제기동 경동 시장의 한약 상가, 부산은 영도다리 근처, 대구는 서문 시장과 한약전 등에서 쉽게 구할 수 있다. 그리고 광주, 전주, 제주, 대전 등지는 재래 시장이나 초약 상회, 각지의 한약 건재 약방에 가면 손쉽게 구입할 수 있다. 산지에 가서 직접 채취하기보다는 저렴한 가격으로 쉽게 구입하여 사용할 수 있어 편리하다.

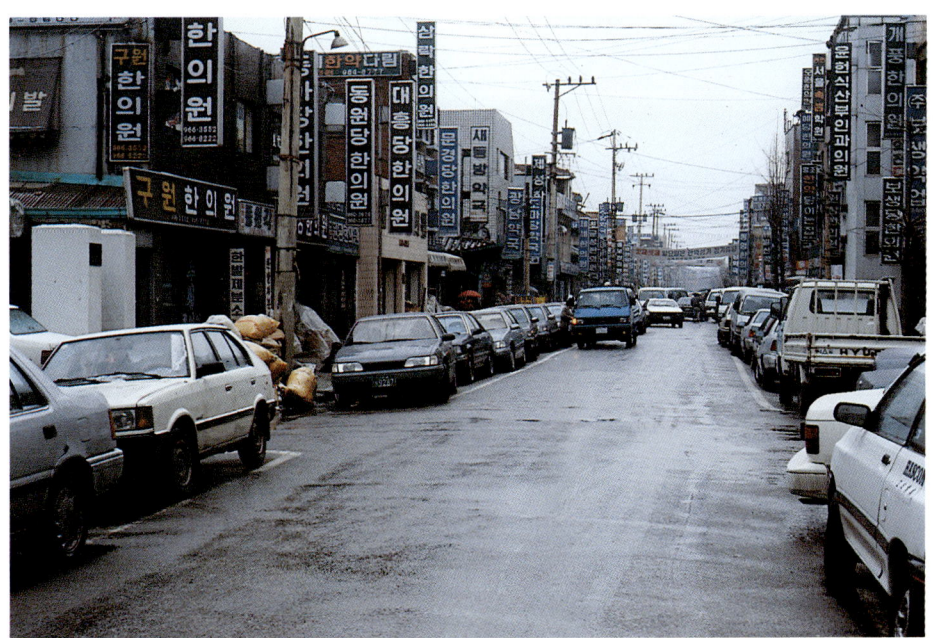

한약 상가　산지에서 민간약을 직접 채취하기보다는 한약 상가에 가면 손쉽게 구입할 수 있다. 서울 제기동 경동 시장에 위치한 한약 상가이다.

증상에 따른 민간 속방

감기

감기는 인플루엔자(influenza) 바이러스에 의하여 감염되는 전염성 질환의 하나로 체내에서 저항력이 떨어졌을 때에 쉽게 걸린다.

증상은 땀이 나지 않으면서 온몸이 쑤시고 두통과 오한을 느끼며 열이 많다. 때로 코가 막히고 콧물이 나기도 하며 기침을 자주 하며 인후가 부어 음성이 변한다.

인동덩굴

감기에는 인동덩굴을 달여서 그 국물을 마시면 증상이 좋아지고 몸이 가벼워진다.

사용법 달일 때에는 인동덩굴 40, 50그램에 물 한 사발을 붓고 1시간 정도 끓여서 한 번에 복용한다. 이와 같이 하루 3번 반복하면 감기의 초기 증상은 땀이 나면서 치료된다.

효능 이 약은 해열, 해독 작용이 있어서 감기로 입이 마르고 열이 있거나 팔다리가 저리며 아픈 증상을 풀어 주고 인후가 부은

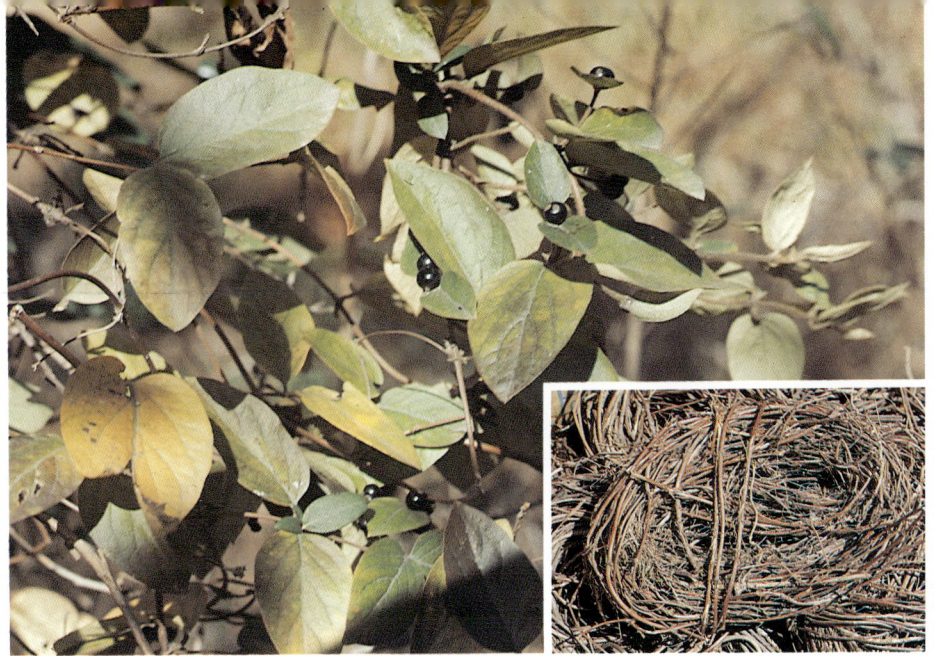

인동덩굴 해열과 해독 작용이 있어 감기에 좋다. 인동덩굴 나무와 그 줄기이다.

것을 푸는 데 효험이 있다. 동물 실험에서 해열, 항염증 작용이 증명
되었다.

파뿌리와 팥, 메밀, 메주

사용법 감기로 코가 막힐 때에는 팥죽 한 사발에 메밀 70그램과
파뿌리 3개를 넣고 1시간 동안 끓여서 한 번에 마시고 더운 방에서
땀을 낸다. 메밀이 없을 때에는 멥쌀이나 좁쌀도 좋다. 또한 파뿌리
5개에 메주 가루 한 홉을 넣고 1시간쯤 끓여서 마셔도 감기 증상은
호전되며 메주가 없을 때에는 파뿌리만으로도 효험을 본다.

효능 메밀은 약성이 차서 열을 내려 주는 효력이 있고 팥도
역시 해열, 이뇨 효과를 나타낸다.

파뿌리는 여러 종류의 세균 발육을 억제시키고 있으며 감기에는
해열 작용이 현저하여 땀이 없고 머리가 심하게 아프며 소변을 붉게
보는 증상을 풀어 주는 약이요, 식품이기도 하다.

소엽과 황경피나무 껍질(황백)

사용법   소엽은 차조기라고 하는데 황백과 함께 각각 20그램씩 넣은 다음 물 한 사발쯤 붓고 1시간 정도 끓여서 한 번에 마시는데 하루 3번 복용하면 해열, 진통 작용이 현저하다.

효능   소엽에는 땀을 내고 열을 식히는 효과가 높은데 특히 위장 장애, 가슴이 답답하고 매스꺼우면서 구토를 할 때에 좋다. 그러면서 기관지 분비물의 감소로 거담 효과를 얻는다.

황백은 해열, 소염 작용이 뛰어나다. 전신에 땀이 나지 않고 열이 심한 증상에 소엽과 같이 배합해서 복용하면 탁월한 반응을 얻는다. 황백은 폐렴균, 포도상구균 등에 대하여 강한 항균 효과를 가지고 있으며 혈압과 혈당을 내리기도 한다.

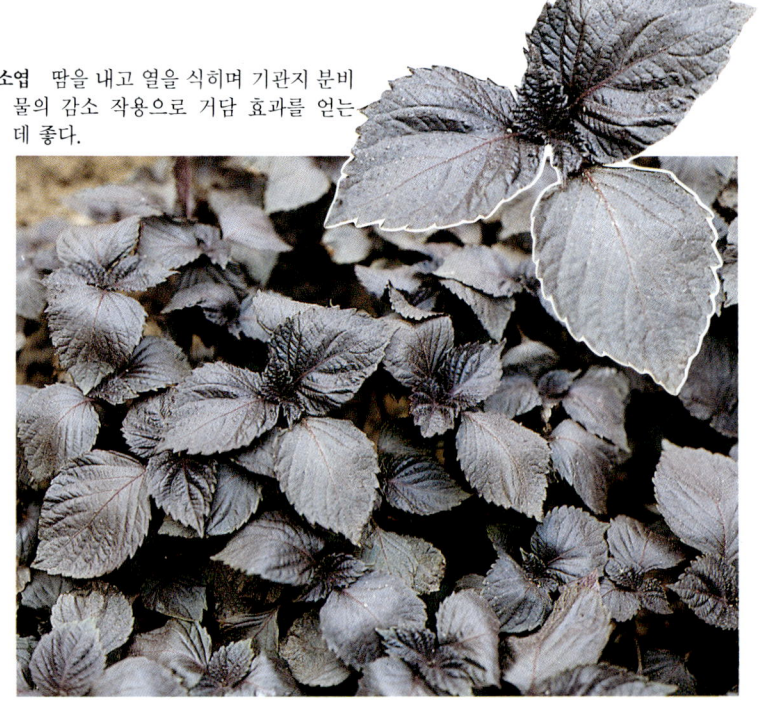

소엽   땀을 내고 열을 식히며 기관지 분비물의 감소 작용으로 거담 효과를 얻는 데 좋다.

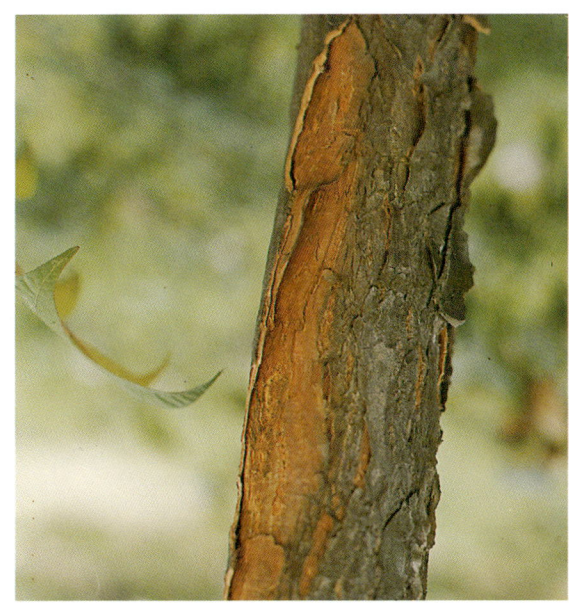

황경피나무 껍질 황백이라고도 하며 해열, 소염 작용이 뛰어나다. 폐렴균이나 포도상구균, 인플루엔자균에 대하여 항균 효과를 나타내므로 감기에 좋다.

감초와 향유

향유와 감초는 여름 감기에 효과가 높다. 한여름에 습기가 많고 추운 곳에서 생활하다가 감염되었을 때에는 향유(노야기)를 복용한다. 여름 감기의 증상은 발열이 심하고 두통과 오한이 겹치며 번조 증상과 입이 마르면서 갈증이 나고 복통, 설사를 하기도 한다.

사용법 향유 약 20그램에 감초 4그램의 용량으로 하여 1시간 정도 끓인 것을 한 번에 마신다. 이와 같이 하루 3번 반복해서 복용한다.

여름에 지나친 땀내기를 하는 것은 체력을 손상시키며 도리어 치유를 더디게 하거나 다른 질환으로 이행되게 한다. 이 경우에 향유와 소엽을 같은 용량으로 하여 복용하는 것도 좋다.

효능 가벼운 발한 작용과 함께 감기를 치유한다.

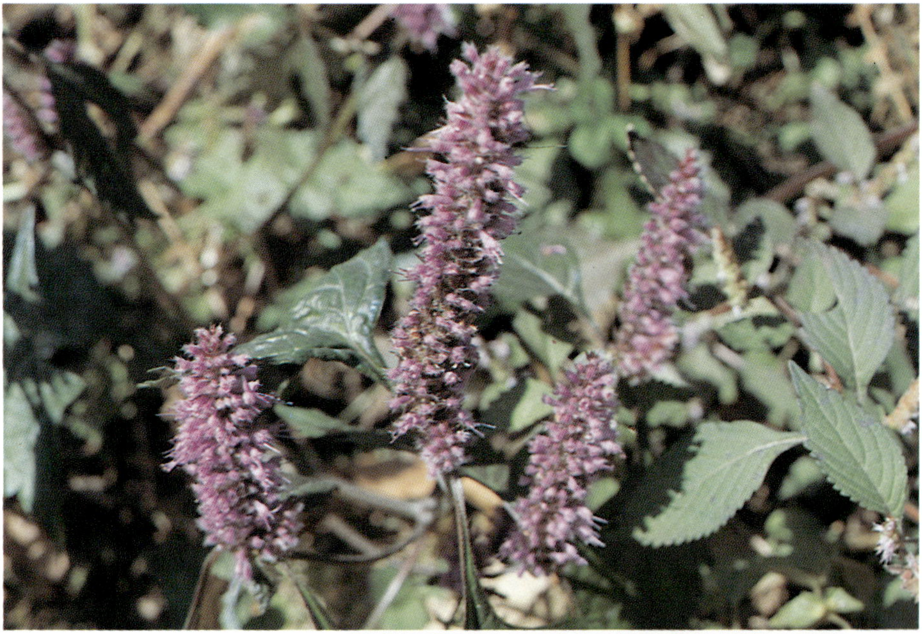

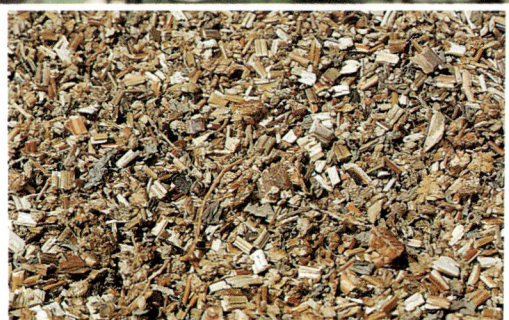

향유 노야기라고 하는데 한여름
의 감기에 효과가 높다. 위는
자연 상태의 향유이고 오른쪽은
약재로 만든 상태의 향유이다.

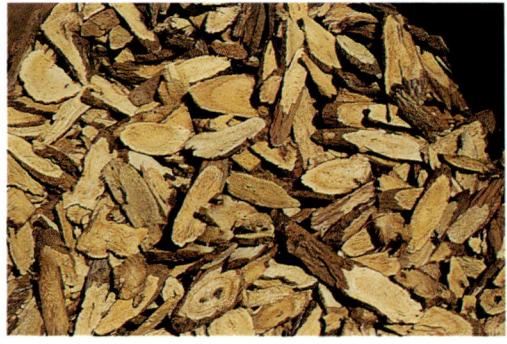

감초 여름 감기에 효과가 높으며
한방에서 다른 약재의 효능을
도와 주는 역할을 한다.

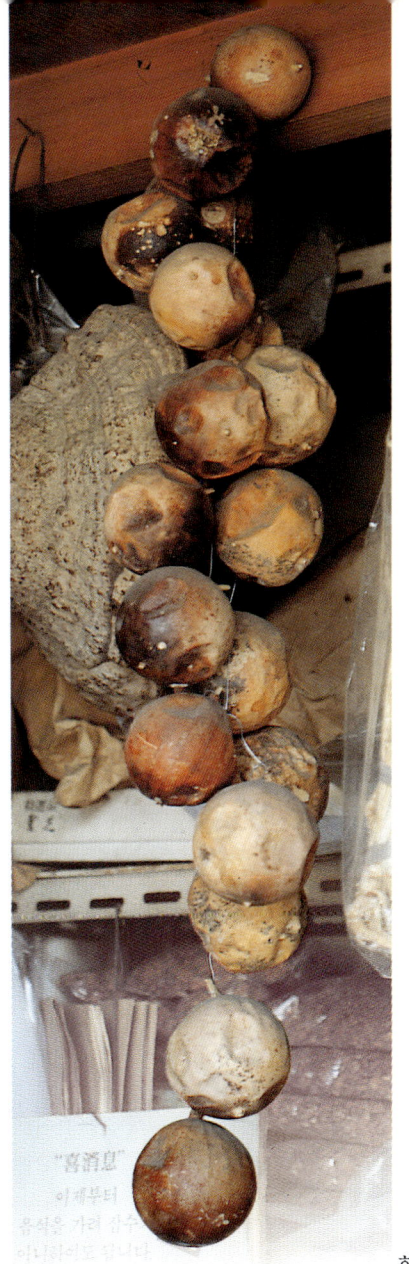

기침

하눌타리씨, 살구씨, 패모, 꿀

사용법 하눌타리씨, 살구씨, 패모를 각각
10그램씩 넣은 다음 물 한 사발을 붓고 2시간
쯤 끓여서 그 물을 공복에 하루 3번으로 나누
어 마시면 효험을 얻는다. 이같이 며칠을 계속
해서 마시면 잘 치유되지 않는 심한 기침도 잘
낫는다.

효능 하눌타리는 민간에서 많이 심고 있
는 여러해살이 초본 식물이다. 뿌리는 당뇨를
치료하지만 그 씨는 폐의 기능을 활발하게 하므
로 열이 있으면서 가래가 끓고 기침을 연발하
는 증상에 효험을 나타낸다. 기침을 할 때 가
슴이 아프고 가래가 많으며 밖으로 잘 뱉지
못하는 증상에 거담 효과를 본다.

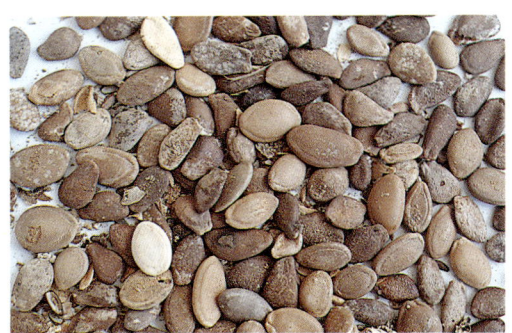

하눌타리 하눌타리씨는 폐의 기능을 활발하게 하여 거담
효과를 높이며 기침을 멎게 한다. 왼쪽은 열매이고 위는
열매에서 나온 씨다.

살구씨는 감기로 마른 기침을 지속적으로 할 때에 유효한 반응을 얻는데 이때에 뽕나무잎을 배합해서 쓰기도 한다. 특히 열이 많으면서 기침이 심하고 호흡을 몰아쉬는 증상에 자주 활용된다. 동물 실험 결과 진해, 거담 작용이 현저한 것으로 나타났고 지방유(油)는 장의 운동을 도와서 변비증을 풀어 준다.

패모는 시중에 팔고 있는 한약재인데 급성 기관지염으로 호흡 곤란과 가슴에 통증이 있고 번열 증상과 설태(舌苔)가 노랗게 끼면서 기침을 심하게 하는 증상에 유효하다. 실험에 의하면 기관지의 분비물을 뚜렷이 제거하므로 거담 작용이 확실하게 보인다.

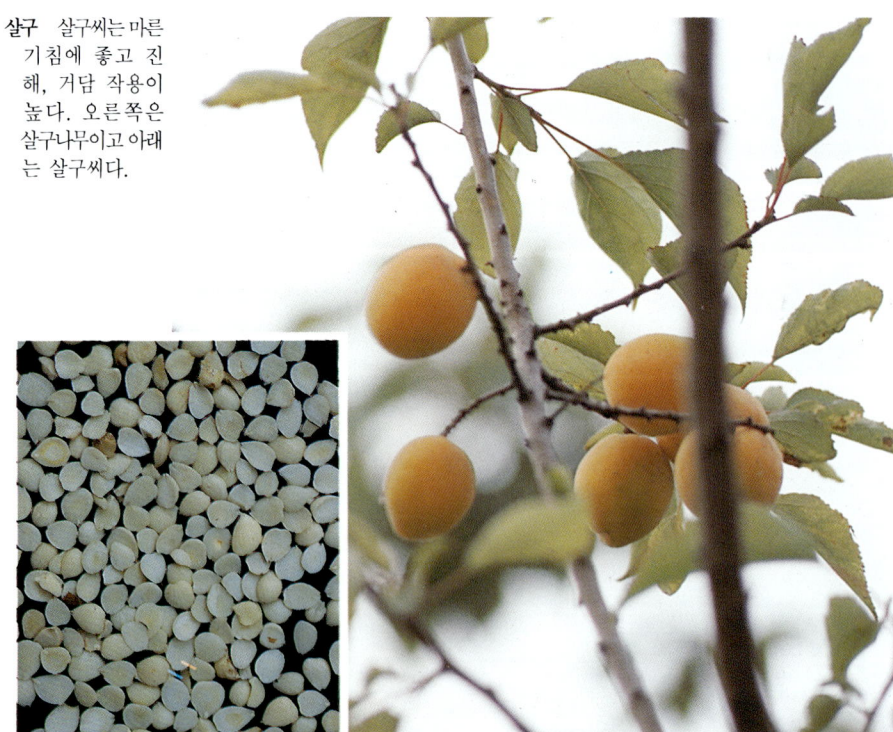

살구 살구씨는 마른 기침에 좋고 진해, 거담 작용이 높다. 오른쪽은 살구나무이고 아래는 살구씨다.

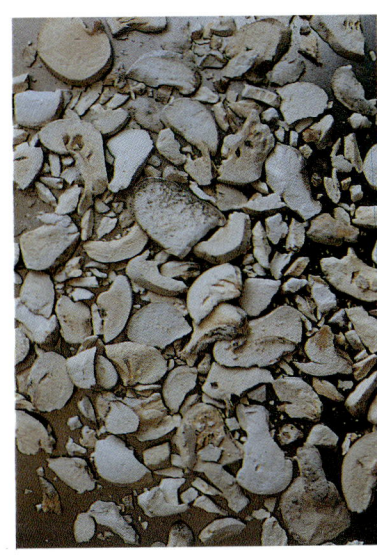

패모 백합과의 다년초 풀인 패모의 비늘 줄기를 한약재로 쓴다. 급성 기관지염과 기관지의 분비물을 제거하는 데 효과가 높다.

호두와 참기름

사용법 호두의 겉껍질을 벗기고 호두 50그램에 참기름 50그램의 비율로 하여 1시간 동안 끓인 다음 한 번에 한 숟가락씩 하루 3번 공복에 마시면 감기로 인하여 잘 낫지 않는 오랜 기침에 효과가 있다.

효능 호두는 본래 따뜻한 성질을 가지고 있어서 콩팥의 기능이 허약하여 정력이 감퇴되고 소변을 자주 보면서 천식과 해소를 하는 사람에게 좋은 효과가 있다. 또한 오래도록 잘 낫지 않는 해소에 인삼과 살구씨를 배합해서 꿀로 환(丸)을 만든 다음 빈속에 복용하면 좋고 부인들이 해산 뒤에 밭은 기침을 할 때에도 인삼과 살구씨를 같이 넣어 끓여서 복용하면 좋다. 이런 경험에서 보면 호두는 자양성이 풍부한 진해제이다.

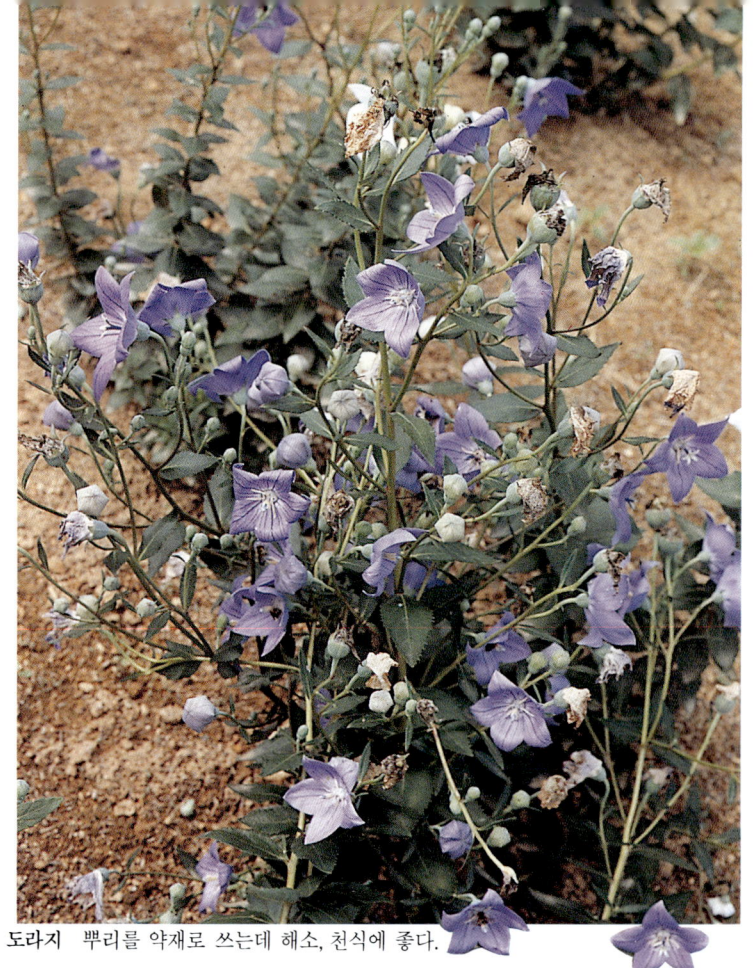

도라지 뿌리를 약재로 쓰는데 해소, 천식에 좋다.

도라지와 가래나무 열매, 찹쌀

사용법 도라지 가루 10그램에 찹쌀 가루 30그램, 가래나무 열매의 속살 20그램을 꿀로 배합하여 포도알 크기로 만든 다음 썹어서 하루 3번 공복에 먹는다.

효능 도라지는 진해, 거담 작용이 뚜렷하여 기관지 점막의 점액분비를 현저하게 증가시키는데 이같은 작용들은 도라지의 사포닌 성분들에 의해 이루어진다. 그래서 임상에서는 모든 해소, 천식을 비롯한 폐결핵, 폐농양으로 인한 해소에도 필수적으로 사용하여 효과를 본다.

　가래나무 열매도 폐의 기능을 활발하게 하므로 진해 효과를 얻는다. 여기서 찹쌀 가루는 기침으로 쇠약해진 체력을 상승시킬 목적으로 사용된다. 가래나무 열매를 구하기 어려우면 살구씨를 도라지와 같은 용량으로 배합하여 복용해도 좋다.

살구씨와 뽕나무 뿌리 껍질

　사용법　살구씨와 뽕나무 뿌리 껍질을 각각 40그램씩 넣은 다음 물 1리터를 붓고 2시간 동안 끓여서 하루에 3번으로 나누어 식사 30분 전에 마신다.

뽕나무　야산에서 잘 자라는 이 나무는 그 뿌리 껍질과 잎을 약재로 사용한다.

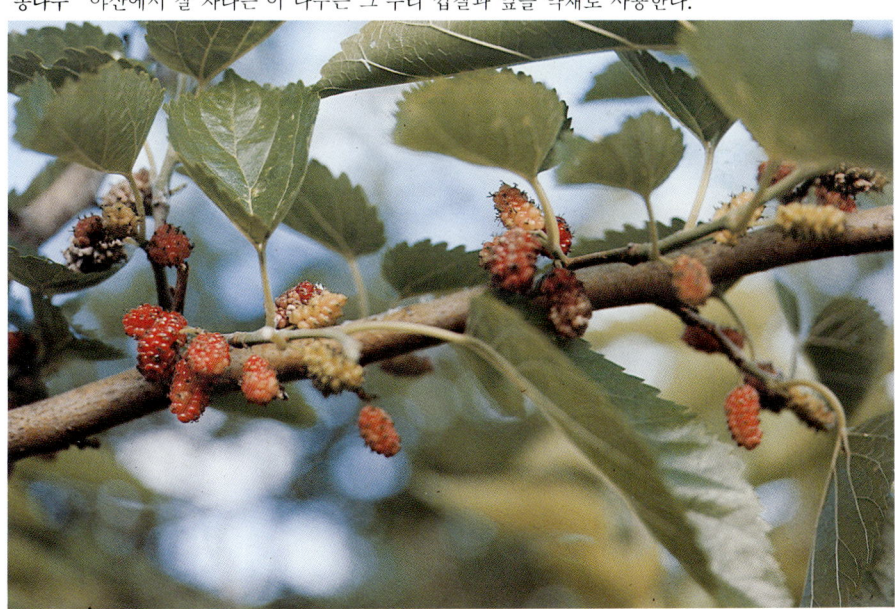

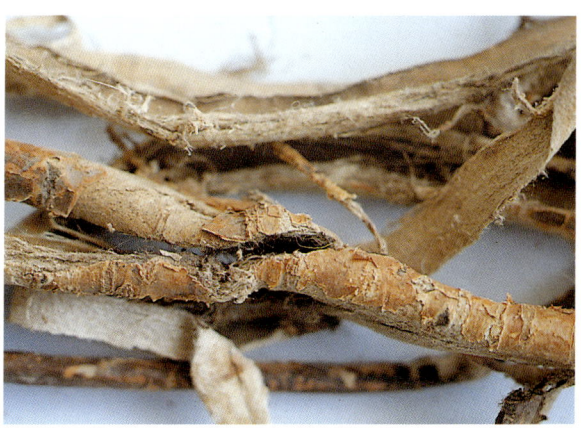

뽕나무 뿌리 껍질
진해, 거담제로
뛰어나며 기침을
연발하는 증상을
다스리는 데 좋
다.

효능 살구씨나 뽕나무 뿌리 껍질은 진해, 거담제로 탁월하여 널리 통용되고 있다. 특히 기침을 할 때에 열이 심하게 나고 얼굴이 상기되면서 눈이 충혈되고 기침을 연발하는 증상을 다스린다.

살구는 대개 사용할 때 겉껍질과 뾰족한 끝부분을 없애는데 이것은 아주 적은 양의 유독한 청산 배당체 성분을 없앨 목적이다.

기관지 천식

정상적인 사람은 호흡에 대하여 느끼지 못하고 살아가지만 천식 환자는 호흡이 얼마나 소중한가를 실감하면서 살아간다. 가슴이 미어지듯 아프고 호흡 곤란이 오며 목에서는 소리가 나고 내쉬는 숨이 마시는 숨보다 길며 잠자리에 눕기보다는 앉아서 단정하게 있어야 편하다. 심할 때는 가래를 많이 뱉고 어깨를 들먹이고 이마와 얼굴에서 땀이 흐르면서 고통스러워한다.

이 질환이 중증으로 이행되면 입을 벌리고 숨을 쉬며 정맥이 팽창

되고 숨소리가 거칠면서 소리가 요란하다. 이렇게 수분 동안 계속되다가 잠시 편안할 때가 오기도 한다. 이 질환의 원인은 기관지염이나 기관지 점막의 자극으로 흥분을 일으켜서 발생하는데 비교적 나이가 많은 사람에게서 빈발하고 소아에게는 드물게 나타난다.

살구씨와 호두

사용법　호두 깐 것 20그램, 살구씨 10그램을 믹서기에 갈아서 꿀로 반죽을 하여 녹두알 크기로 환을 만들어 하루 3번 복용하면 증상이 크게 호전된다.

호두나무　호두는 몸을 따뜻하게 하는 작용이 있어 기관지 천식에 좋다.

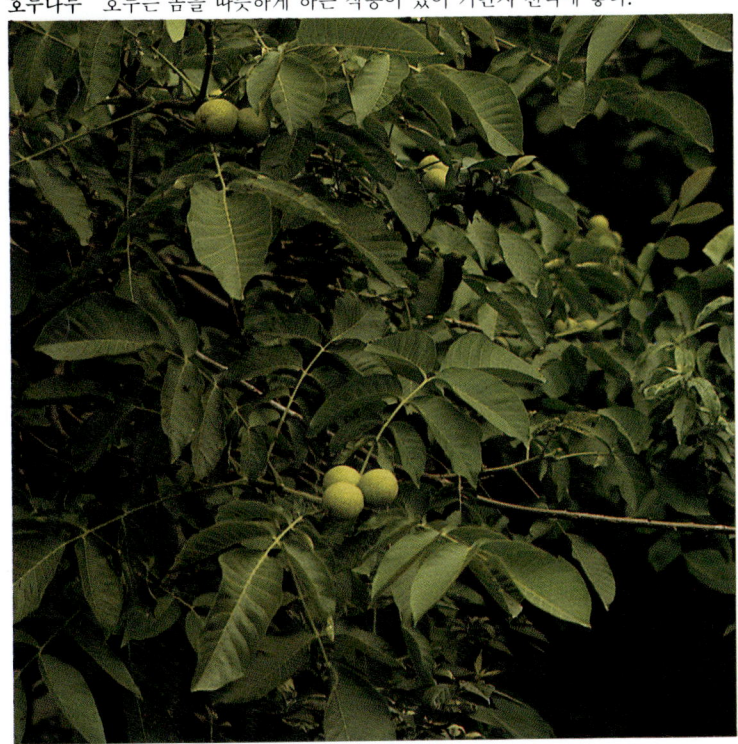

이렇게 하면서 환자는 빙과류, 찬물, 냉면 등 차가운 음식을 피해야만 효과를 볼 수 있다. 그리고 중간중간에 생강차를 끓여서 마시면 몸을 덥게 하면서 간접적인 치료 효과를 얻을 수 있다. 그러므로 감기에는 다른 약재와 함께 생강을 배합해서 먹으면 좋다.

효능 살구씨는 진해 사용이 뛰어나며, 호두는 몸을 덥게 하는 작용이 있다. 꿀의 효과는 폐가 허약하여 마른 기침을 하거나 오래된 해소와 천식에 효험을 갖게 한다. 꿀의 약성은 평범하나 맛이 달므로 다른 약물과의 배합이나 조화를 꾀하여 기관지의 경련을 풀어 주고 점막의 자극을 완화시키는 작용을 돕고 있다. 꿀 한 가지로서는 이런 작용이 미약하지만 기관지의 염증이나 경련 작용을 풀어 주는 약물과 배합했을 때에는 이 작용을 아주 잘 도와 준다.

복숭아씨, 살구씨와 뽕나무 뿌리 껍질, 꿀

사용법 복숭아씨와 살구씨는 껍질과 끝에 뾰족한 부분을 제거하고 분말로 만든다.

뽕나무 뿌리 껍질의 겉표면에 꿀을 발라서 불에 쬐어 변색이 되고 손에 묻지 않으면 가루로 낸다. 이 약은 섬유질이 많아서 잘 빻아지지 않으므로 제분소에서 하는 것이 좋다. 이렇게 만든 가루를 각각 10그램씩 같은 용량으로 배합하여 물을 넣어 환을 만들어 하루에 3번 식사 30분 전에 복용한다. 이때에도 생강차를 끓여 함께 먹는 것이 유익하다.

효능 복숭아씨는 맛이 쓰고 달며 약성은 평범하나 해소를 일으킬 때에 상기가 많이 되고 얼굴이 충혈되면서 기침을 연달아 할 때에 효력을 얻는다. 뿐만 아니라 천식으로 숨을 몰아쉬고 눕지도 앉지도 못하면서 고통을 느낄 때에 효력을 나타낸다. 성분 가운데 함유되어 있는 지방은 배변을 쉽게 하고 기관지의 경련을 완화시키고 점막의 자극을 풀어 주므로 천식과 해소에 효험을 본다.

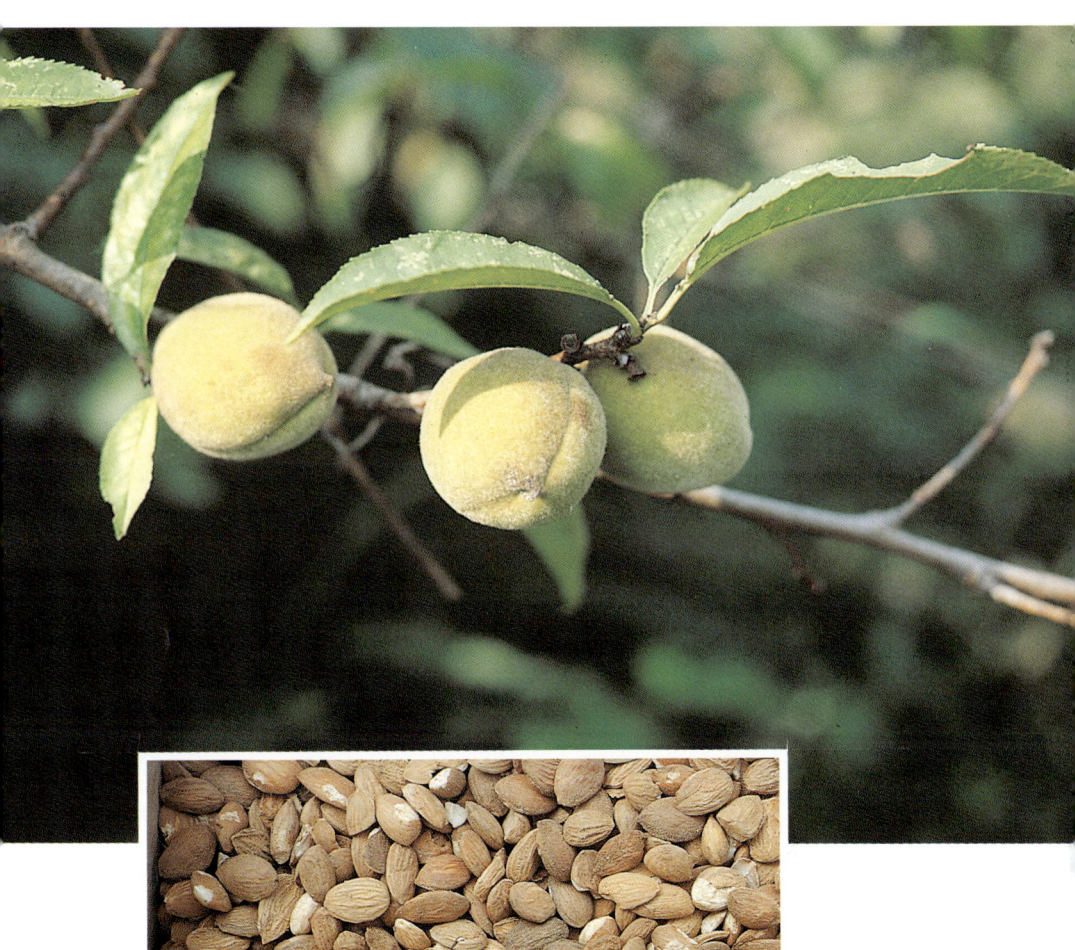

복숭아 복숭아씨는 기관지의 경련을 완화시키므로 천식과 해소에 좋다.
위는 복숭아 나무이고 그 아래는 복숭아씨다.

뽕나무 뿌리 껍질을 약명으로 상백피라고 한다. 이 약은 해소나 천식으로 얼굴이 상기되고 열이 있으면서 가슴이 답답하여 안절부절못하고 숨을 몰아쉬는 증상에 복용하면 폐에 울체된 열을 풀어 주고 혈압을 내리면서 상기 증상을 완화시킨다. 특히 천식을 할 때에 복부가 불러오고 때로 배에서 소리가 나고 얼굴과 수족이 약간 부으면서 호흡을 몰아쉴 때에 효험을 본다.

위의 약재들은 미약하지만 가벼운 이뇨 작용과 상기 증상을 내리는 작용 때문에 천식의 모든 증상에 쓰인다.

서리맞은 뽕잎

사용법 한 번에 40그램을 1시간 정도 끓여서 그 물을 계속 마시면 증상이 호전된다.

효능 뽕나무잎을 약으로 쓸 때에는 서리가 내린 뒤의 것을 따서 약으로 쓴다. 이 가운데서도 산에서 자라는 산뽕나무가 가장 좋은 반응을 나타낸다.

가을의 서리는 만물이 수렴하는 천기와 서늘한 찬기운을 받아서 몸안의 열을 내려 주며 상기 증상을 호전케 만든다. 특히 기관지 확장증으로 기침을 연발하면서 열이 있고 눈과 얼굴이 상기로 벌겋게 충혈이 될 때에 그 기운을 아래로 이끄는 작용을 한다.

특히 천식은 폐와 기관지에 열로 인하여 그 증상이 악화되어 가래를 배출할 때 거품이 많고 목에서 "그렁그렁" 하는 소리가 나며 호흡을 몰아쉬는 증상이므로 뽕잎으로 치료 효과를 얻는다.

식체

여러 가지 음식물을 많이 섭취한 뒤 복통이나 구토, 설사 등을 일으켰을 때 또는 불결하고 세균 감염이 된 음식을 복용해서 발병한 증상 등을 모두 식체라고 부른다. 그러나 음식과 체질은 서로 상관성이 있어서 어느 체질에는 어떤 음식이 맞고 어느 사람에게는 이 음식보다는 저 음식이 더 맞을 수가 있으므로 아무에게나 다 같이 통용되는 것은 결코 아니다.

여기서는 일반적인 식체로 인하여 복통과 소화 장애, 복부의 팽만감, 명치 끝이 아픈 증상 들의 치료법을 말하고자 한다.

삽주 뿌리와 탱자 열매

사용법 삽주는 야산, 메마른 땅에서 잘 성장하는 여러해살이풀인데 이 뿌리를 쌀뜨물에 12시간 담가 두었다가 그 물을 새것으로 갈아서 다시 24시간 동안 담가 둔다. 그 뒤 껍질을 벗기고 햇빛에 말려서 곱게 가루로 만든다. 가루는 대개 한약 제분소에서 쉽게 만들 수 있다. 여기에다 탱자 열매를 분말로 만들어 삽주 뿌리와 2:1의 비율로 배합한다. 이것을 한 번에 10그램씩 하루 3번 복용하면 모든 증상이 가벼워진다. 급성 식체에도 위와 장관의 경련을 풀어 주고 복통을 멎게 한다.

효능 삽주 뿌리는 한약명으로 창출이라고 하는데 이 약은 위장 안에 과다하게 축적되어 있는 수분을 쉽게 배설하며 위장의 운동을 활발하게 이끌고 소화액의 분비를 촉진시키므로 음식물을 소화시키고 분해하는 작용을 한다. 그러므로 건위 소화제의 대표적 약물이다.

탱자 열매는 약명으로 지실, 지각이라고 부르는데 위장의 팽만감과 명치 끝에 단단한 덩어리가 잡히는 증상 곧 위장이 부어 있는 상태를 완화시키는 효력을 나타낸다. 그래서 옛날에는 복부의 적(食積)을 없애는 약이라고도 하였다. 그러므로 이 약은 음식물 장애로 인한 가슴 갑갑증, 잦은 트림, 소화 불량에 좋은 치료제가 된다. 이런 효능은 이 약이 가지고 있는 방향성 정유 성분이나 기타 다른

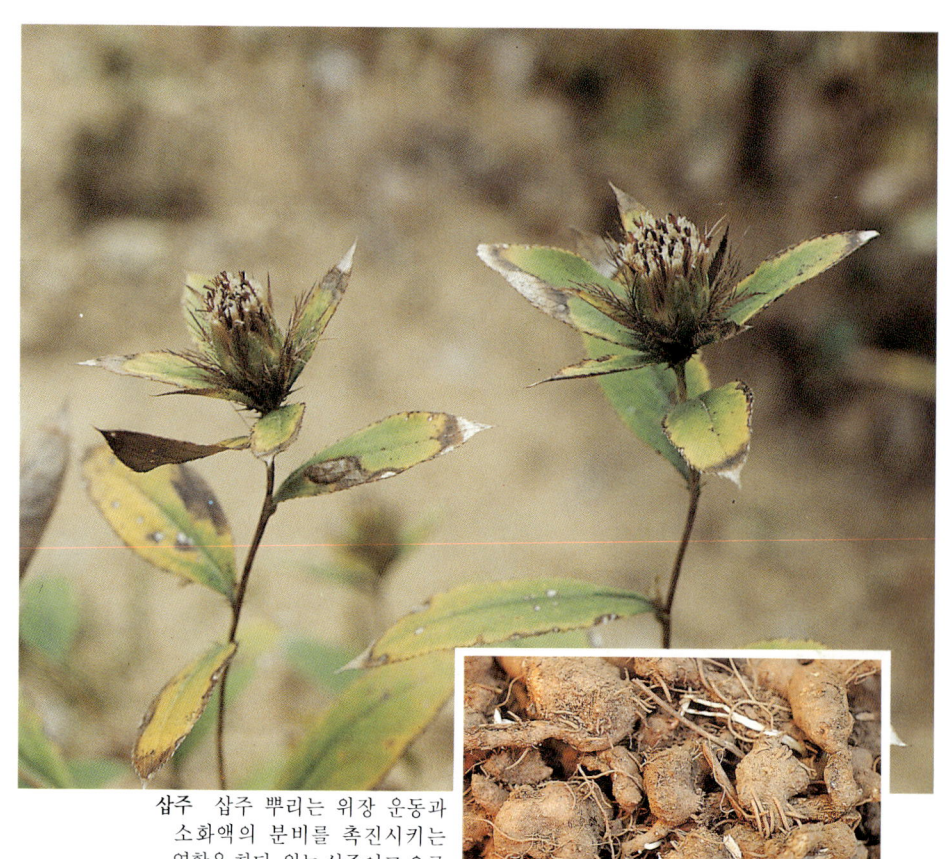

삽주 삽주 뿌리는 위장 운동과 소화액의 분비를 촉진시키는 역할을 한다. 위는 삽주이고 오른쪽은 삽주 뿌리이다.

요소들이 소화 기능을 왕성하게 유도하기 때문이다.

근래에 발표된 임상 사례에서 보면 이 약은 위장 하수 증상에 탁월한 효능을 보여 복부의 창만증, 복통, 변비, 위장의 불쾌감, 불면, 현기증, 무력감 등이 해소되었다고 한다. 이런 결과들은 X선 촬영에서도 확증된 사실들이다.

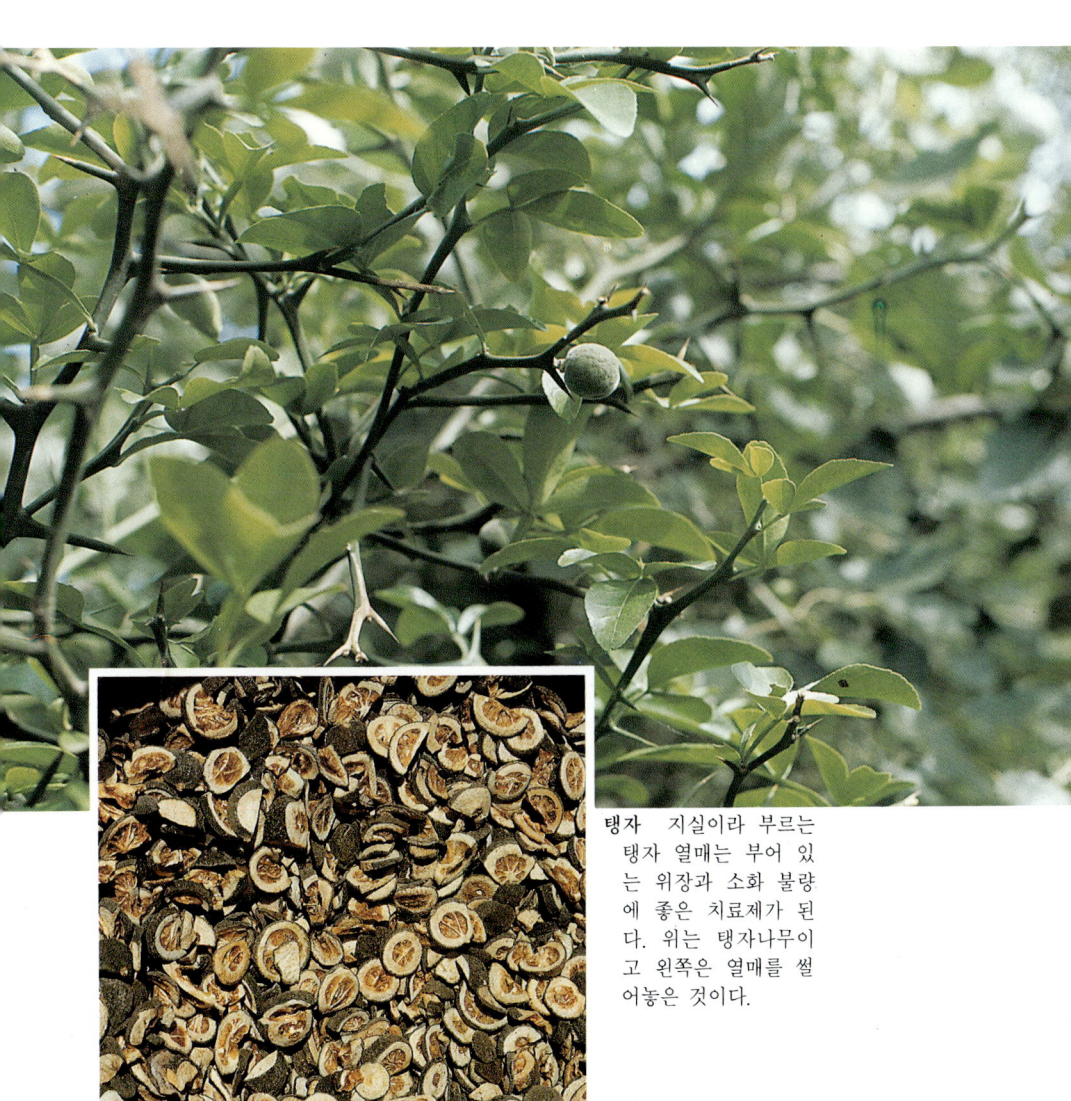

탱자 지실이라 부르는 탱자 열매는 부어 있는 위장과 소화 불량에 좋은 치료제가 된다. 위는 탱자나무이고 왼쪽은 열매를 썰어놓은 것이다.

엿기름

사용법 겉보리를 10밀리미터쯤 싹을 틔워서 말린 것을 엿기름이라고 한다. 이것을 곱게 분말로 만들어서 한 번에 10그램씩 하루 3번 식사한 뒤 30분 지나 복용하면 복통이 그치고 위장의 팽만감과 갑갑증, 구갈이 스스로 낫는다.

효능 맥아는 소화 효소제로 알려진 디아스타제 등의 효소가 가장 많이 들어 있는 소화제이다. 이 약을 먹으면 위장 안에서 소화액의 분비를 촉진시키고 스스로 가지고 있는 효소들의 작용을 받아서 식체를 치료하는 데 긴요한 약이 된다. 그래서 병원 치료 뒤에 귀가해서는 보리차를 마시라는 권유를 의사들이 많이 하며 시골에서는 엿기름을 소화제로 많이 사용한다. 또한 이 엿기름은 식욕이 없는 사람에게 식욕을 증가시키고 음식물 장애로 인한 구토, 설사, 곽란(음식에 체하여 토하고 설사를 하는 급성 위장병), 신트림 등이 나는 것을 치료하고 임상적으로 급만성 간염에도 유효한 반응을 얻는다.

생강과 설탕

음식을 먹는 순간부터 지나치게 차다고 느껴지는 음식을 먹고 난 뒤 수족이 차가우면서 명치 끝에 무엇이 매달린 듯하고 때로는 잦은 하품을 하며 복통이 일어나는 증상에는 생강에 설탕을 넣고 달인 물이 좋다.

사용법 생강의 겉껍질을 벗기고 돌절구에 찧어 생즙을 낸다. 이 즙에다 설탕을 넣고 하루 3번 식사하기 30분 전에 한 순가락씩 먹는다.

효능 생강의 매운 맛은 몸안에서 조열 작용을 하므로 몸을 덥게 하고 위장과 장관의 경련을 풀어 주므로 복통이 치유된다. 특히 혈압이 낮거나 남다르게 몸이 찬 사람이 찬음식을 먹어 소화 장애를 일으킬 때에는 생강 달인 물이나 생강차로 몸을 덥게 하면서 혈액 순환을 촉진시켜 주어 체내의 기능이 평형을 유지하면서 치유되게 한다.

육체(肉滯)

경제 수준이 향상되면서 국민들의 육류 복용량은 급격하게 증가하는 추세에 있다. 육류에는 지방질과 단백질의 함량이 높은데 이것을 먹고 소화 장애를 일으키는 사람은 대개 위장 안에서 소화액의 분비가 적은 사람들이다.

고기들의 종류가 각기 다르므로 소화 불량을 일으켰을 때에 치료되는 약재도 동일하지 않다. 이를테면 개고기를 먹고 체했을 때는 살구씨를 먹고, 돼지고기에 체했을 때에는 새우젓, 쇠고기에는 문어를 먹는다.

쇠고기 먹고 체했을 때

사용법 문어 100그램에 물 한 사발을 붓고 1시간 동안 끓여서 그 물을 한 번에 50밀리리터씩 하루 3번 공복에 마신다.

효능 문어는 식품이지만 오랜 경험에서 보면 쇠고기를 먹고 소화 장애를 일으켰을 때에 아주 효과가 있어 널리 쓰이고 있다. 아마도 문어에는 쇠고기만을 소화시키는 효소가 함유되어 있는 것으로 본다. 소가 문어를 먹으면 장이 녹아서 죽는다는 옛말이 이것을 뒷받침해 준다.

개고기 먹고 체했을 때

사용법 살구씨의 겉껍질과 뾰족한 끝부분을 떼고 한 번에 2

내지 4그램씩 하루 3번 복용하면 효험을 얻는다.

효능　흔히 보신탕을 먹고 난 뒤 살구씨를 먹는 것은 소화를 위하여 복용하는 것이다. 그러나 이것은 어디까지 경험에서 얻어진 산물이며 현대 과학적인 효능 실험은 이루어지지 못했다.

돼지고기 먹고 체했을 때

사용법　돼지고기를 먹고 복통을 일으켰을 때에 새우젓 국물을 한 숟가락 먹으면 곧 통증이 멎는다. 뿐만 아니라 돼지고기를 먹을 때에 새우젓에 싸서 먹으면 좋다.

효능　새우젓은 소화액의 분비를 촉진시키므로 위장 장애를 일으키지 않는다. 돼지가 새우젓을 먹으면 죽는다는 속설은 바로 이 효능을 뒷받침하는 것이라 할 수 있다.

통치방(通治方 ; 고기 종류를 구분하지 않고 일반적으로 쓸 수 있는 처방)

아가위는 약명으로 산사라고 하는데 일반적으로 고기를 먹고 체한 데는 아가위가 제일 좋다.

사용법　이 약 20 내지 40그램에 물을 붓고 1, 2시간 서서히 끓여서 그 물을 마시면 복통과 속이 답답하고 그들먹한 증상을 해소시킨다. 하루 3번 식사한 뒤 1시간 지나 복용한다.

효능　소화액의 분비 촉진 작용이 왕성하여 음식 소화를 잘 시키고 건위 작용도 강하다. 특히 모든 육류를 먹고 소화 장애를 일으킨 증상에 탁월한 효과를 얻는다. 아마도 이 약만큼 소화력이 강력한 약도 드물 것이다.

이 밖에 급성 이질에 유효하며 혈압을 내리고 산후 복통을 치료하는 데도 유효한 반응을 얻는다. 어린아이가 모유나 우유를 먹고 체한 데에도 산사는 좋은 치료제가 된다.

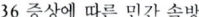

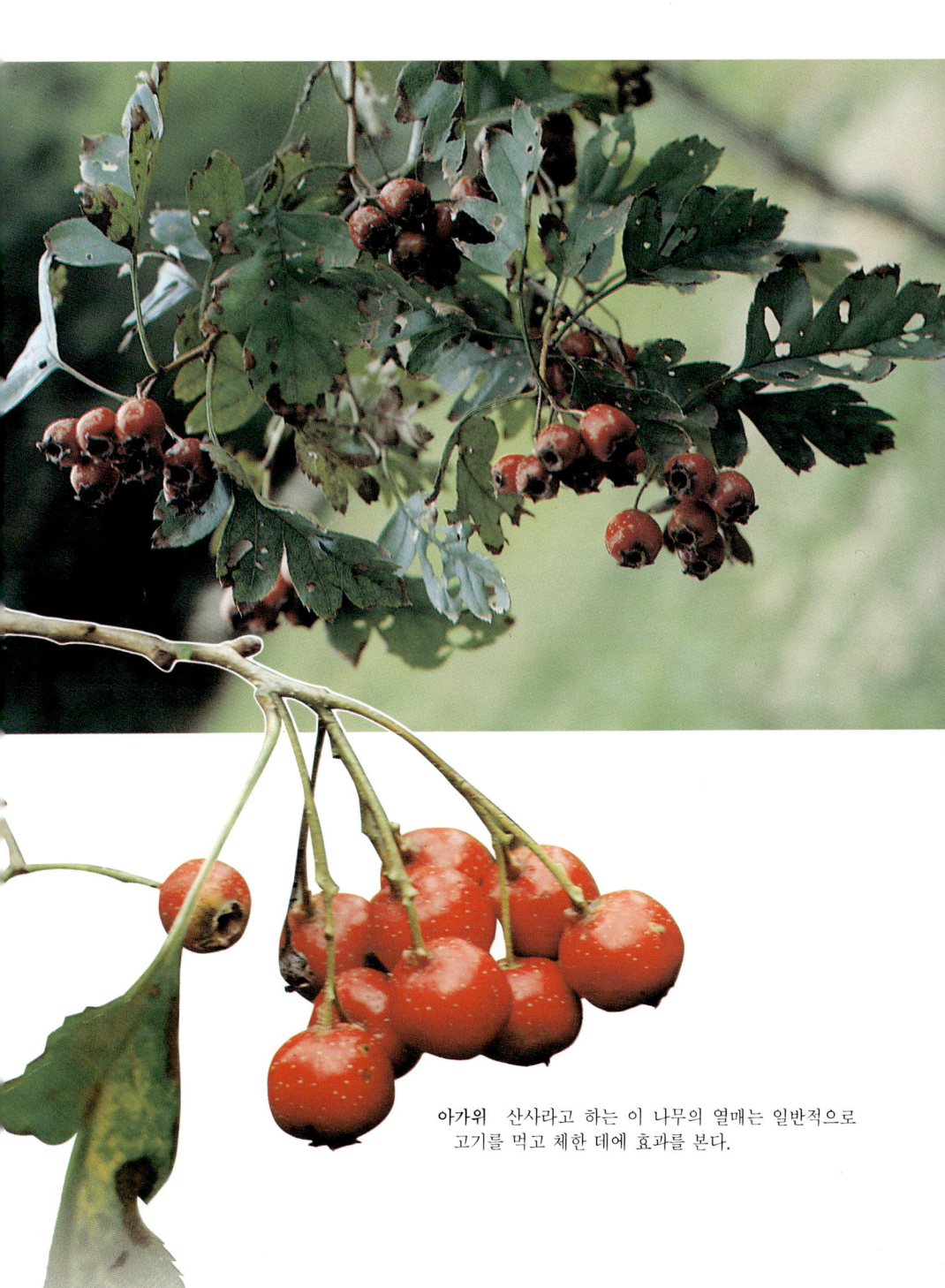

아가위 산사라고 하는 이 나무의 열매는 일반적으로
고기를 먹고 체한 데에 효과를 본다.

이질

이 질환은 여름에 많이 발생하는데 주로 이질균에 의하여 장관으로 전염되는 전염성 질환의 하나이다. 그 증상은 복통과 설사 그리고 뒤가 무겁고 무지근하며 대변은 흰 거품이 낀 변을 묽게 보거나 때로 피가 섞인 변을 배설하기도 한다. 그러므로 환자의 대변 형태를 보아서 적백리(赤白痢;붉고 흰 대변을 보는 경우), 혈리(血痢;피가 섞인 변을 보는 이질), 농혈리(膿血痢;피고름이 섞인 이질), 열리(熱痢;뒤가 화끈거리며 뜨거움을 갖는 이질) 등으로 구분하여 치료를 해왔다.

대개는 불결한 음식물이나 환자의 대변, 물, 손으로 이질균이 전염되어 장관벽 안에서 흡수되고 번식되어 전신 증상을 일으키는 동시에 장점막에 궤양 증상을 가져온다.

잠복기는 1, 2일이며 그 뒤에 발열, 복통, 설사, 후중증과 농혈변을 보며 때로 점막 자극 작용으로 경련을 일으킬 때도 있다.

아궁이 이맛돌의 검댕

이것은 약명으로 백초상이라고 한다. 이 약은 오로지 풀이나 나무를 오래 때서 아궁이의 이맛돌이 온통 흑색으로 검게 된 것을 채취해서 사용한다.

사용법 이맛돌에서 채취한 검댕 5 내지 12그램을 꿀에 타서 빈속에 마신다. 이때 꿀이 없으면 미음에 타서 마시는데 하루 3번 식사한 뒤 1시간 지나 복용한다. 그러면 이질로 설사를 심하게 하고 피가 섞인 곱똥을 누고 뒤가 화끈대며 아픈 증상이 치유된다.

효능 이 약은 수렴성이 강하고 지혈 작용도 하는데 단순한 이질 설사에 많이 응용된다. 식물을 태워서 재가 된 것에는 탄닌 성분이 몇 십 배 증가되어 있으므로 이 약은 오로지 탄닌으로 응결된 집합

체라고 말할 수 있다.

혈관이나 조직을 수축시키는 힘이 강하여 수렴성 지혈 작용이 뛰어나고 염증을 가라앉히며 이질균에 대한 발육을 억제시키는 데도 좋으므로 치료 효과를 얻는다. 언뜻 보기에는 무식하고 원시적인 방법 같지만 이런 요법들이 최근에는 과학적인 효능으로 입증되고 있다. 탄닌은 수렴, 지사, 지혈 작용이 현저하여 일반적으로 임상에 많이 활용하고 있는 천연 물질의 유효 성분 가운데 하나이다.

생강과 쑥
이질로 복통이 있고 피가 섞인 변을 보며 잦은 설사를 일으킬 때에 사용한다.

사용법 생강과 쑥 각각 10그램씩에 물 200밀리리터를 넣고 1시간 동안 서서히 끓여서 그 물이 100밀리리터쯤 되게 달여서 한 번에 마신다. 이렇게 하루 3번 식사한 뒤 1시간 지나 복용한다.

쑥은 오래 되지 않은 것이 약효가 많다. 5월 단오를 전후하여 잎이 왕성하게 자라고 자연의 기운을 한껏 받은 초여름에 채취한 것으로 그 잎만을 사용한다.

효능 쑥에는 항균 작용이 강하여 포도상구균, 연쇄상구균, 결핵균, 이질균 등의 발육을 억제시키고 피부진균도 억제한다.

중국에서 발표한 임상 보고에 의하면 급성 세균성 이질에 쑥을 물에 달여서 한 번에 40밀리리터씩 하루 4번 빈속에 복용시킨 결과 환자 21명이 고르게 치료 효과를 나타냈으며 평균적으로는 55일 지나서 모두 완쾌되었다고 한다. 이때 비타민제를 수액제로 주사하면서 치료하였다.

이질 환자 가운데서도 기운이 허약하고 밑이 빠지는 듯한 고통을 느끼면서 대변을 묽게 보고, 거품이 나면서 복통을 호소하고 눕거나 앉지도 못하며 불안해하는 증상을 가진 환자가 있다. 이때는 귤껍질

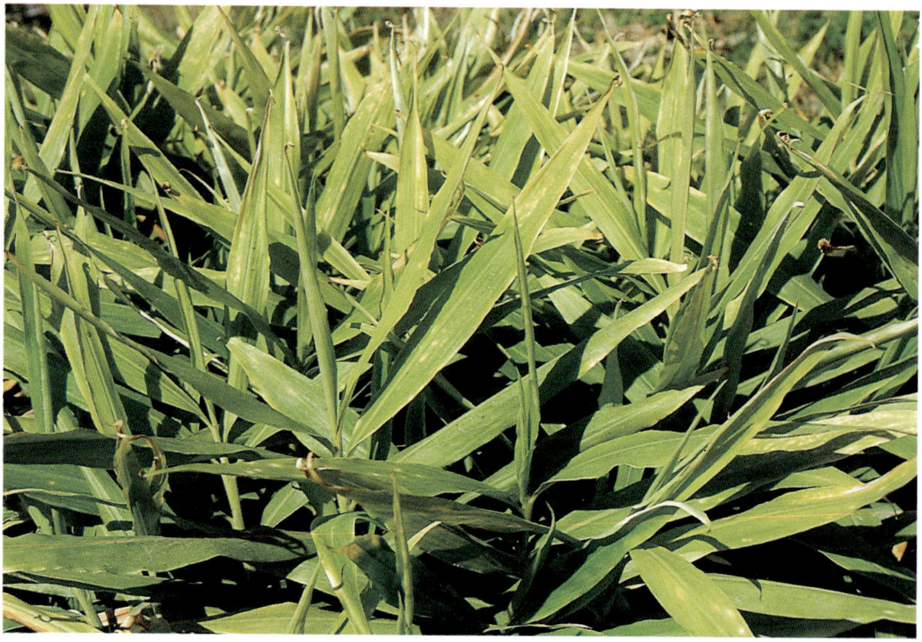

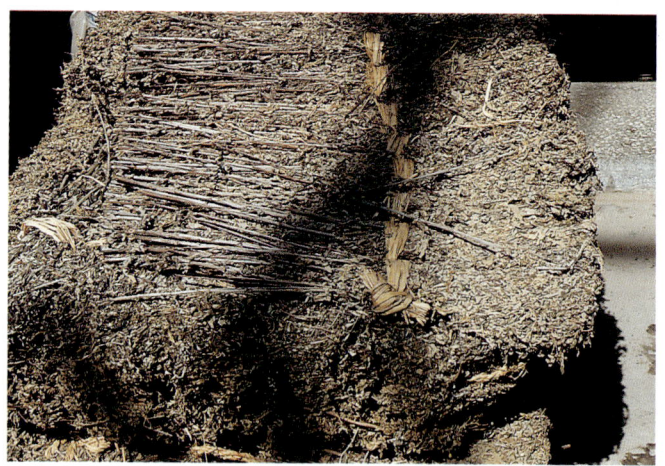

생강 생강의 뿌리는 몸을 덥게 하고 항균 효과가 있어 이질에 좋다.(맨 위)
쑥 항균 효과가 강해 결핵균이나 이질균 등의 발육을 억제시킨다.(위)

과 쑥을 같이 배합해 환을 만들어서 복용시키면 치유된다. 또한 몸이 차고 습하며 피고름이 섞인 이질변을 보고 배가 아플 때에는 생강과 같이 가루를 내서 복용하면 치유된다고 문헌에 나와 있다.

여기서 생강을 쓰는 것은 그 맛이 맵고 향기가 있어서 몸을 덥게 하며 소화관을 약하게 자극한다. 그러므로 장관의 긴장도를 높이고 연동 작용을 증가시키며 조율 효과를 얻게 한다. 생강도 항균 효과가 있어서 이질균과 상당한 반응을 일으킨다.

임상적으로 보면 급성 세균성 이질에 신선한 생강 60그램에 흑설탕 40그램을 같이 넣고 찧어서 하루 3번에 나누어 복용한다.

이와 같이 7일 동안 계속하면 효과가 나타난다. 50명의 환자 가운데에서 치료율은 70퍼센트에 달하였으며, 호전된 것은 30퍼센트였다. 약을 먹고 난 뒤 복통과 뒤가 무거운 증상은 5일 뒤에 없어졌고, 대변의 형태 그리고 대변 회수는 평균 4, 5일 정도에서 정상을 유지할 수 있었다. 대변을 현미경으로 관찰한 결과와 세균 배양한 것을 보면 3, 4일에서 좋은 반응을 보였고 전혀 부작용을 발견할 수 없었다. 특히 하복부가 차고 오랫동안 이질이 치유되지 않는 증상에 생강을 투여하면 좋은 반응을 나타낸다.

탱자

탱자나무는 중남부 지방에서 자라는 상록관목으로 5월에 꽃이 피고 가을에 열매를 맺는다.

사용법 가을에 맺는 열매인 탱자를 채취하여 약으로 쓴다. 백이질로 복부가 땡기고 아프며 설사를 할 때에 이것을 태워서 하복부에 찜질하면 통증이 멎고 대변도 정상으로 본다.

효능 탱자의 어린 열매나 완숙된 것은 모두 소화기에 작용하여 복통을 없애면서 음식물의 소화력을 높여 주며 흉복부의 팽만증을 풀어 주는 데 유효한 약재이다.

이와 같은 효능은 결국 이 약이 위장 안에 들어가서 진통 효과와 함께 경련을 풀어 주고 위장의 긴장도를 높여 주고 있다. 그래서 위장 하수에 치유 효과를 얻는다.

이질에 이 약이 치유되는 것은 위와 장관의 경련 발작을 완화시키면서 음식물의 소화력을 증강시키고 오래 된 이질 증상을 다스리는 데 효험을 나타내기 때문이다. 특히 대변에 피가 섞이고 뒤가 무지근하며 변을 못 보고 변소 출입만 잦은 증상에 긴요하게 쓰인다. 그러므로 이 약은 이질균의 발육을 억제시키는 것으로 평가할 수 있다.

알코올 중독

술을 과음한 다음에 정신이 혼몽하고 팔과 다리에 힘이 없으며 기운이 떨어지고 식욕이 감퇴되며 심할 때에는 매스껍고 구토를 일으킨다. 때로는 복통과 설사를 일으키기도 하며 의식을 상실하기도 한다.

누구나 술을 먹는 사람이면 겪는 고통이지만 나이가 들수록 몸안에서 알코올 성분이 분해되는 속도가 점점 느리기 때문에 괴로워하고 후회한다. 그러다가 이런 고통이 해소되면 또 술을 마시게 되며 이 일이 계속되면 정신력이 떨어지고 운동 장애를 일으키며 소변을 잘 가누지 못하며 음식의 소화력이 감퇴된다. 더 나아가 간장의 병변을 초래한다. 이와 같은 병리적 현상이 발생되기 이전에 알코올 성분을 분해시키는 방법을 알아 대응해야 한다.

칡뿌리의 생즙
칡뿌리는 전국 각지에서 널리 야생하는 초본 식물이다. 꽃은 여름

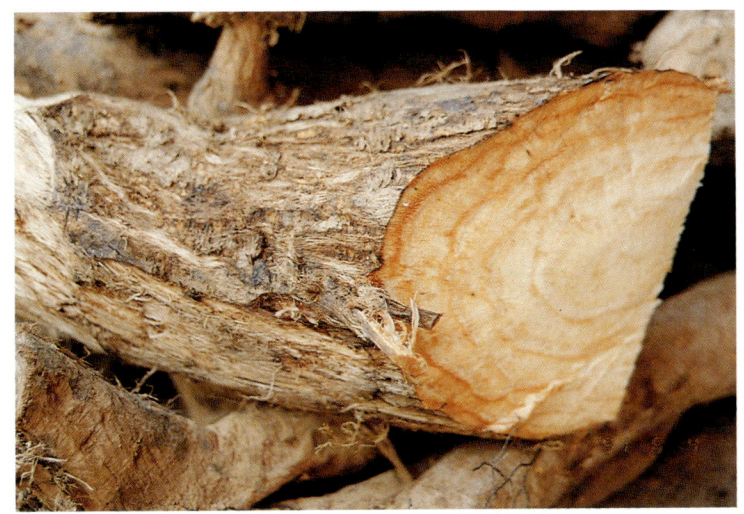

칡뿌리 음주 뒤의 여러 가지 병증을 해소시키는 역할을 한다.

에 피지만 잎이 나기 전인 봄철에 뿌리를 캐서 먹는 것이 제일 좋다. 이 식물은 뿌리가 잘 발달되어 있는데 성분 가운데에는 칡전분이 많이 함유되어 식용으로 애용된다.

　　사용법　봄철에 칡의 뿌리를 캐서 이것을 생즙을 내서 한 번에 커피잔으로 3잔 정도 마시며 하루에 3번 복용한다.

　　효능　칡뿌리는 음주 뒤에 여러 가지 병증을 해소시키는 데 탁월한 반응을 보인다. 이와 같은 효능은 이 약에 들어 있는 푸에라린 성분 등이 뇌의 혈관 속 혈액의 흐름을 빠르게 하고 심장에서 나오는 관상 동맥의 혈액 흐름도 신속하게 유도하므로 체내의 각 기관곧 뇌, 위, 콩팥, 쓸개, 간장 등에 쌓여 있는 알코올을 빠른 속도로이동시키고 분해시킴으로써 해독 효과를 얻는다. 특히 간장 안에서효소의 활성화로 기능을 회복시키고 지방 대사를 촉진시켜 분해효과를 증진케 한다.

모든 음식물 중독과 장관의 경련 증상에도 생즙을 내서 복용하면 해독 효과를 얻는다. 또한 단맛이 있음에도 불구하고 혈당을 제거시키는 작용을 하므로 음주를 많이 하는 사람은 시장이나 관광지에서 칡뿌리의 생즙을 내서 파는 것을 마시는 것도 아주 좋다.

칡꽃

칡의 꽃은 7, 8월에 적자색으로 피는데 향기가 짙고 우람하여 사람의 눈길을 끈다. 이 꽃은 갈화(葛花)라고 하는데 본디 방향성이 많아 정유(精油)가 주성분으로 알려져 있다.

사용법 이 꽃은 햇빛에 건조시키면 열로 인하여 방향성 성분이 모두 날아가게 된다. 그러므로 꽃은 그늘지고 통풍이 잘 되는 곳에

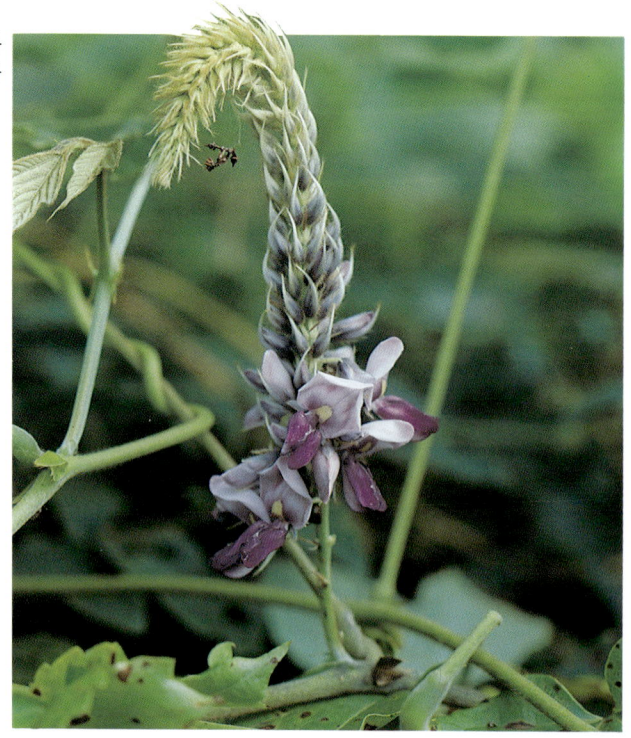

칡꽃 술독을 해독시키는 효과가 칡뿌리보다 더 빠르고 우수하다.

서 건조시킨다. 물을 끓인 다음 건조시킨 꽃을 넣고 10분 지난 다음 그 물을 따뜻할 때에 마시면 해독 작용이 나타난다. 이때의 한 번 복용 용량은 10, 20그램 정도이며 술이 깰 때까지 마신다.

효능 술독을 해독시키는 효과는 칡뿌리보다 우수하고 신속하다. 과음한 다음날 위장이 뒤집히듯 구토가 일어나고 복통이 있으며 머리가 아프며 어지럽고 신트림을 계속하면서 전혀 음식을 먹지 못하며 찬물만 찾는 증상에 유효하다.

특히 음주를 과다하게 한 뒤 구토가 심하고 정신이 혼몽하며 가슴이 답답하고 수족이 떨리며 음식의 양이 줄고 소변까지 못 보는 증상에 좋은 반응을 얻는다. 또 음주를 계속하여 소화 기능이 떨어져서 식욕이 없을 뿐 아니라 소화도 잘 안 되고 토혈을 하거나 열이 나며 갈증을 일으키고 소변을 붉게 보는 증상 등에 고루 효능을 발휘한다. 이때에 인삼을 같이 끓여서 복용하는 것도 좋은 해독 방법의 하나이다.

녹두

녹두는 콩과에 속한 한해살이 초본 식물로 농가에서 널리 재배하고 있다. 본디 맛은 달고 약성은 서늘한 작용을 나타낸다.

사용법 녹두 300그램에 물 1리터를 넣고 거의 죽과 같은 상태로 되게 달여서 한 사발쯤 먹으면 해독이 된다. 과음한 뒤에 번열과 두통, 매스꺼움, 식욕이 전혀 없고 기운이 허탈한 사람에게 좋은 치료제가 된다.

효능 여러 가지 독극물 중독 이를테면 농약 중독, 납 중독, 가스 중독, 부자(附子;강심, 진통 등에 쓰이는 약재) 중독, 화약독 등에 대하여 해독 작용을 한다. 특히 몸에서 열이 나고 갈증을 일으키며 소변을 못 보는 증상에 해열, 해독 작용을 한다. 칡뿌리나 칡꽃만으로는 알코올 해독 효과가 약하지만 음주 뒤에 번열 증상이 심하여

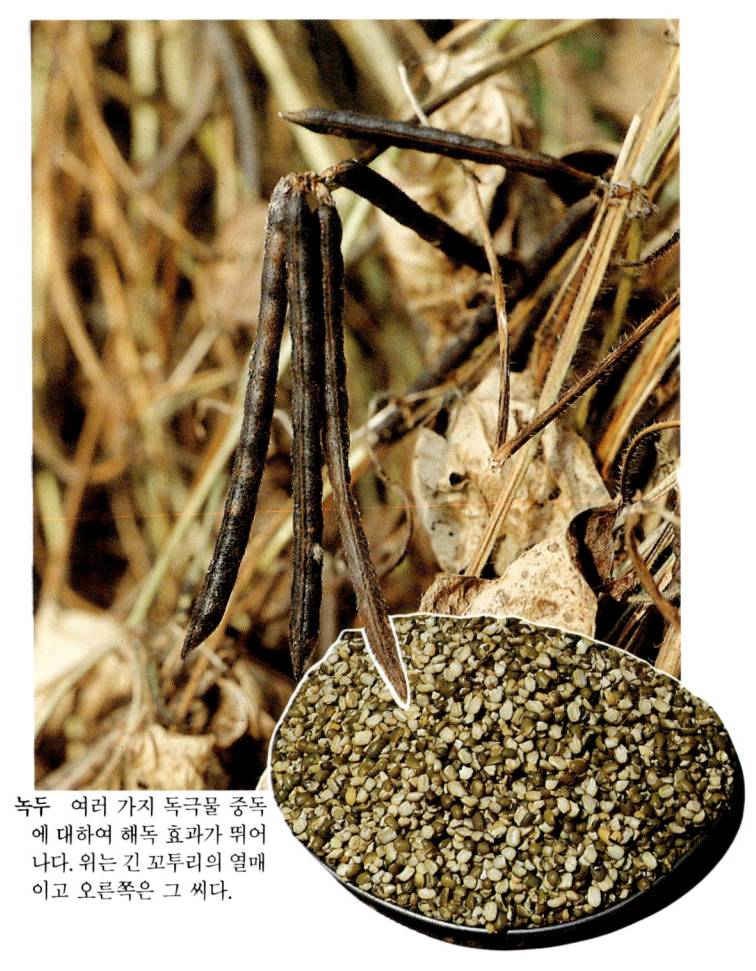

녹두 여러 가지 독극물 중독
에 대하여 해독 효과가 뛰어
나다. 위는 긴 꼬투리의 열매
이고 오른쪽은 그 씨다.

가슴을 풀어헤치고 냉수를 들이키며 자리에 눕거나 앉아 있지도
못하는 증상에 현저한 치료 효과를 나타낸다. 이것은 약성으로 나타
난 서늘한 약의 성질 때문이다. 한약이나 식품에서 열을 내리는
것은 주로 차거나 서늘한 성질을 가진 것이며 이들은 해열, 해독
기능이 활발한 약재들로 구성되어 있다.

간염

　이 질환은 바이러스성 감염에 의하여 발생되는 것으로 A형 간염과 B형 간염으로 구분하고 있다. 이 전염성 바이러스는 음식물이나 접촉 또는 주사기, 타액 등으로 전염되는데 급성과 만성 간염으로 나눈다.

　급성 간염은 온몸이 노곤하며 기력이 떨어지고 식욕이 감퇴되며 37, 38도의 발열 증상을 나타내며 감기 증세와 비슷하다. 혈액 검사 소견에서 보면 GOT, GPT치가 높아지며 전신에 황달 증상이 있고 소변의 색도 붉고 그 양이 매우 적다. 급성인 경우는 쉽게 치유되지만 만성 간염으로 이행되는 때가 많으므로 잘 치료해야만 된다.

　만성 간염은 급성에서 전이된 것을 모르고 지나는 때가 많으며, 대개 자각 증상이 적어서 지극히 심한 경우가 아니면 간기능 검사를 실시해야만 질환의 유무를 쉽게 판정할 수 있다. 만성 간염은 쉽게 치료되는 것이 아니므로 인내심과 섭생 그리고 끈기있는 치료를 할 때에 완치된다.

곰 쓸개(웅담)

　이것은 희귀한 약재이지만 그 효능이 우수하여 예부터 많이 사용했던 간질환 치료제이다. 웅담은 겨울이나 여름에 잡은 것이 유효 성분의 함량이 높다.

　사용법　건조된 웅담을 한 번에 0.5 내지 1그램 정도 공복에 하루 3번 복용한다.

　효능　웅담은 그 맛이 매우 쓰며 약의 성질은 매우 차다. 이 찬 성질은 체내에서 열을 내리고 염증을 가라앉히며 경련을 풀어 주는 역할을 한다.

　웅담은 간기능의 저하로 GOT, GPT치가 상승되었을 때에 효소를

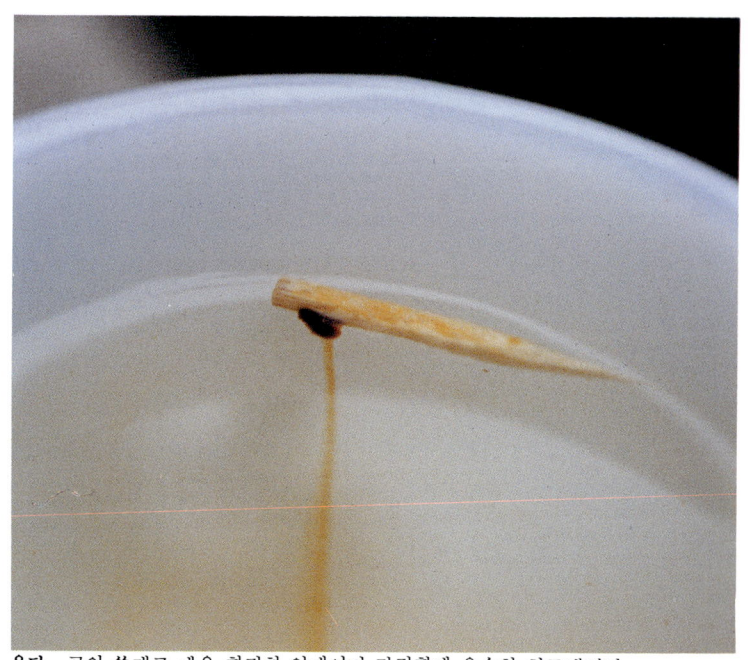

웅담 곰의 쓸개로 매우 희귀한 약재이며 간질환에 우수한 치료제이다.

활성화시켜 효험을 나타내고, 지방이 과다하게 침착된 것을 쉽게
분해하는 작용이 강하며, 간염으로 인한 간장 조직의 파괴 현상을
빠른 속도로 회복시키고 재생케 하는 효능을 갖고 있다. 이런 반응
들은 동물 실험 결과에서 확연하게 증명되었고 또한 임상적으로도
널리 알려진 사실들이다. 곰 쓸개말고도 멧돼지 쓸개도 이와 비슷한
반응을 나타낸다.

간염으로 인한 황달 증상에도 이 약은 긴요한 치료제가 되고 있
다. 그러나 본래 그 양이 적어서 시중에는 거의 위품이 거래되고
있어 몇 가지의 실험이나 관능 실험(눈, 코, 입, 손 등으로 알 수
있는 실험)을 거치지 않은 것은 믿을 수 없다.

사철쑥과 전복 껍질

사용법 사철쑥(인진쑥)은 7, 8월에 채취한 것을 잘 건조시켜서 600그램을 분말로 만든다. 전복 껍질은 불에 달구어서 빨갛게 되면 꺼내 곱게 분말로 만든다. 이때에 용량도 인진쑥과 동일하게 600 그램으로 하여 한 번에 이 두 가지를 섞은 것 20그램을 하루 3번 공복에 복용한다.

효능 사철쑥은 동물 실험에서 보면, 물로 달여서 흰쥐에게 투여했을 때에 담즙의 분비를 촉진시켰으며 사람에게서는 방사능 검사에서 담낭이 수축되어 가벼운 축소 작용을 보인 것으로 나타났다. 그리고 물에 담가 두었던 액체는 담즙의 분비를 증가시켰다.

중독된 간장의 회복 능력을 측정한 결과에서도 효소 반응과 지방 변성에 유효성을 인정할 수 있었으며 간세포의 재생 작용도 촉진시키고 있음을 확인할 수 있었다. 이것을 임상적으로 확증하고자 환자

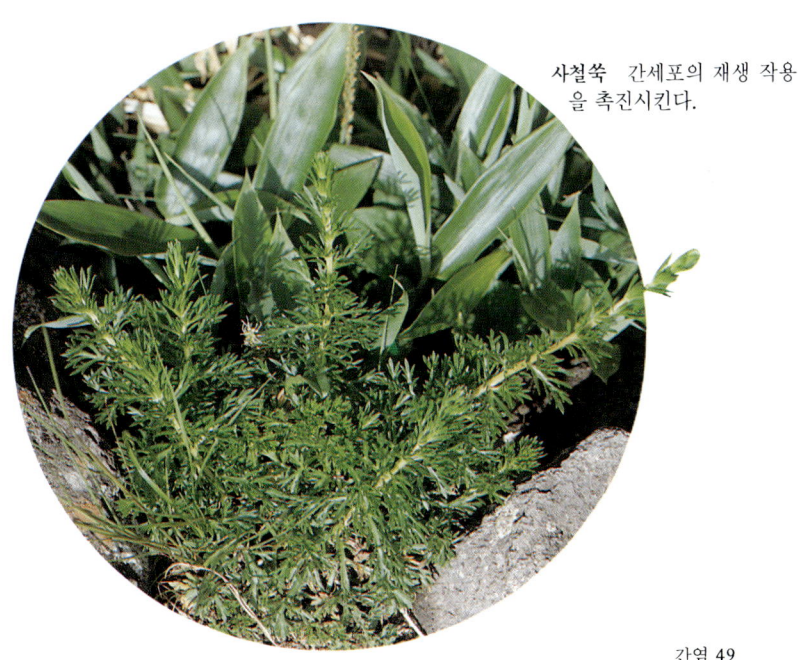

사철쑥 간세포의 재생 작용을 촉진시킨다.

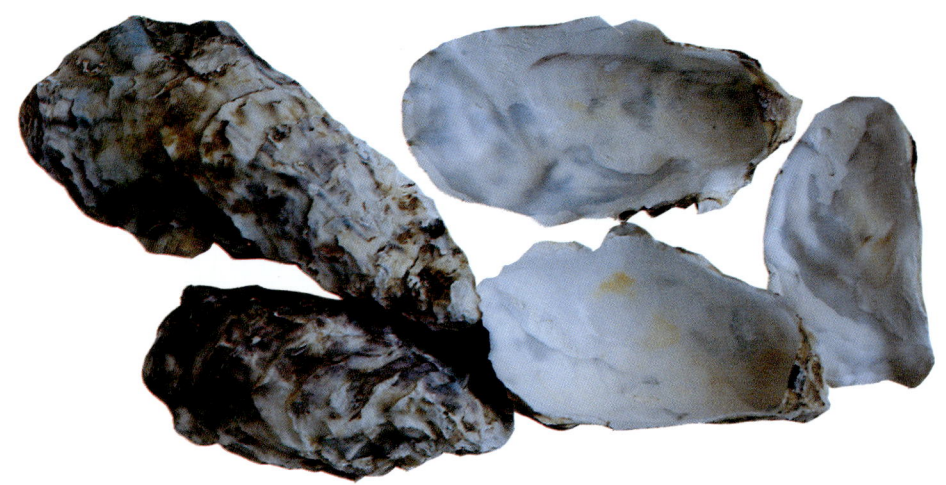

굴껍질 모려라고 하는 이 약은 간장에 중독을 일으켰을 때 유효한 반응을 나타낸다.

32명에게 투여한 결과 신속하게 열과 황달이 없어졌으며 간장의 종대증도 축소되었다. 그리고 부작용이 나타나지 않았다.

급성 황달형 간염, 급성 간염, 지연성 간염 등에서 이같은 반응은 빠르게 증명되었다. 그리고 음주를 많이 한 사람들에게서 나타나는 간기능의 침체 현상도 크게 향상되었다. 뿐만 아니라 간경변증과 간암에도 유효성을 인정할 수 있었다.

굴껍질을 약명으로는 모려라고 하는데 성분 가운데에는 광물 성분이 많이 들어 있고 약간의 유기질이 있는데, 불에 달구었을 때에는 탄산염으로 분해되어 칼슘옥사레이트 등이 생성된다. 이 약도 간장에 중독을 일으켜서 굴껍질을 투여한 결과 s-GOT, s-GPT 치가 급격하게 내렸으며 지방의 축적 작용도 줄어들었다. 이것을 임상에 투여했을 때에는 앞에서 나타난 반응들이 유효성을 보였고 간조직의 재생 작용도 현저하였다. 그러므로 굴껍질과 사철쑥을 배합해서 먹든가 아니면 이 약을 각기 하나씩 복용해도 유효성은 있다.

사철쑥, 호박, 속새풀과 꿩

사용법　꿩의 내장과 다리, 목을 버리고 그 속에 사철쑥 20그램과 호박 20그램, 속새풀 10그램을 넣고 2시간 끓여서 그 물을 마시면 회복이 되는데 하루 3번 식사 전에 마신다.

효능　호박은 이뇨 작용을 하므로 간염 환자가 다리가 붓고 소변의 배설량이 적을 때에 활용할 수 있다. 속새도 열을 없애면서 이뇨 작용을 하므로 간접적인 간기능 치료제로 복용할 수가 있다. 그러나 꿩에 대한 유효성은 밝혀지지 않은 상태이다.

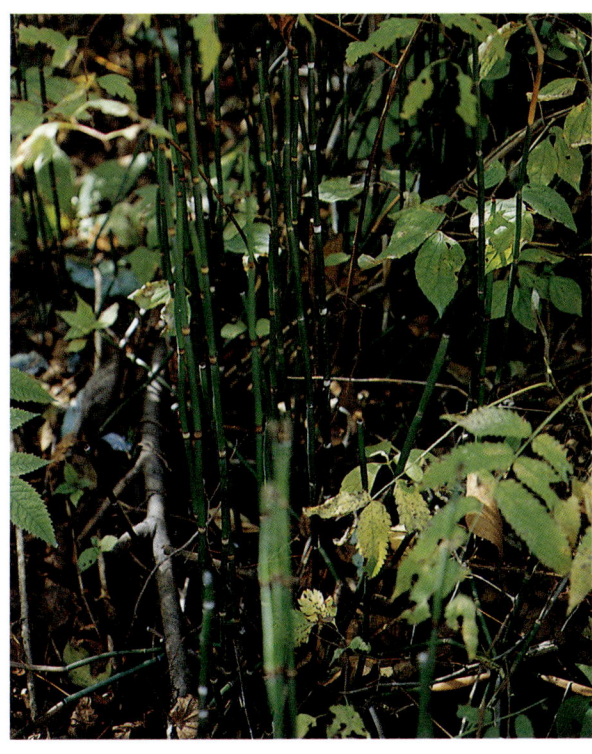

속새풀　이뇨 작용과 체내의 열을 없애므로 간접적인 간기능 치료제가 된다.

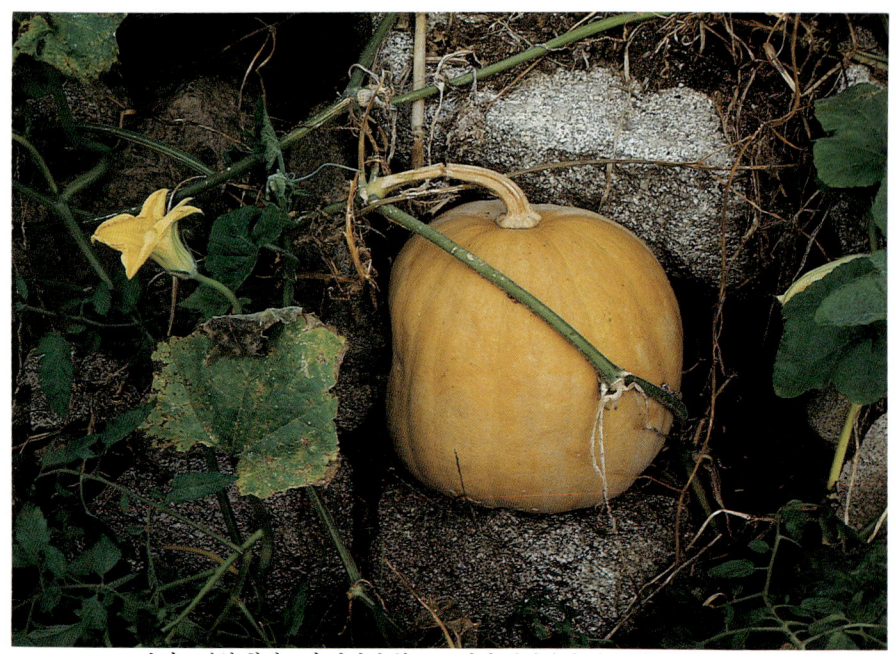

호박 간염 환자로서 다리가 붓고 소변의 배설량이 적은 사람에게 좋은 반응을 나타낸다. 이것은 호박이 이뇨 작용을 하기 때문이다.

황달

황달은 간기능 장애로 인하여 담즙의 분비가 잘 되지 않으므로 전신에 황색 반응을 일으키는 것을 말한다. 그러나 이 질환은 담석증에서 더욱 현저한 반응을 일으키는데 가벼운 증상은 치료되는 예가 있으나 담석이 커진 것은 잘 낫지 않으므로 외과적인 수술에 의해서 제거시킨다. 여기에서 말하는 황달은 간기능이 원인이 되어 전신이 노랗게 되는 것을 말하며 이것을 쉽게 치유하는 것들을 예시하였다.

산이스라지 뿌리

산이스라지는 장미과에 속한 낮은키나무로서 5월에 꽃이 피고 여름이면 빨간 실과를 맺는데 그 크기가 작고 아름다워서 산앵두라고 부른다. 이 나무는 전국 각지에서 많이 야생하는데 씨앗을 '욱이인'이라고 하여 변비 치료제로 널리 활용되고 있다.

사용법 이 나무의 뿌리를 잘게 썰어서 150 내지 200그램에 물 300밀리리터를 넣고 2시간 동안 끓여서 100밀리리터가 되게 달인다. 이것을 한 번 용량으로 하여 하루에 3번 복용하면 피부가 노랗게 되는 것을 치료한다. 어린아이는 달인 물로 전신 목욕을 시키면 효과가 있다.

효능 피부가 노랗게 되는 것을 치료하나 아직까지 치료 반응에 대한 근거는 확인하기 어려운 실정이다.

산이스라지 뿌리 이것을 잘게 썰어 달여 먹으면 피부가 노랗게 되는 것을 치료한다.

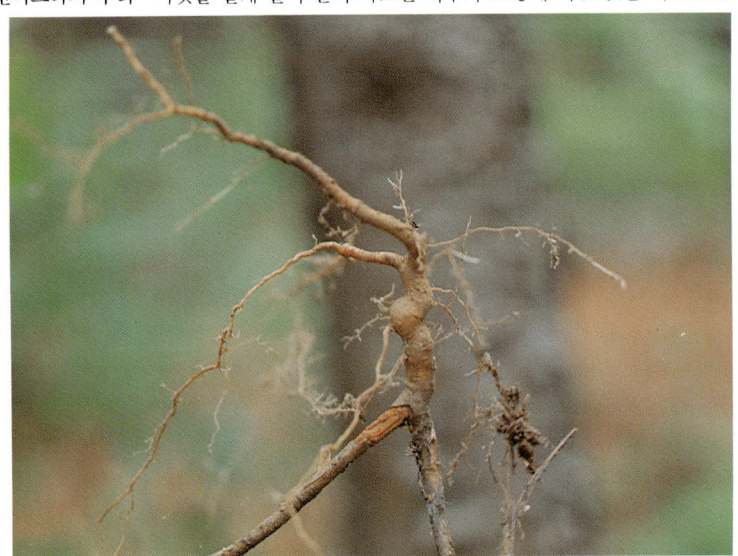

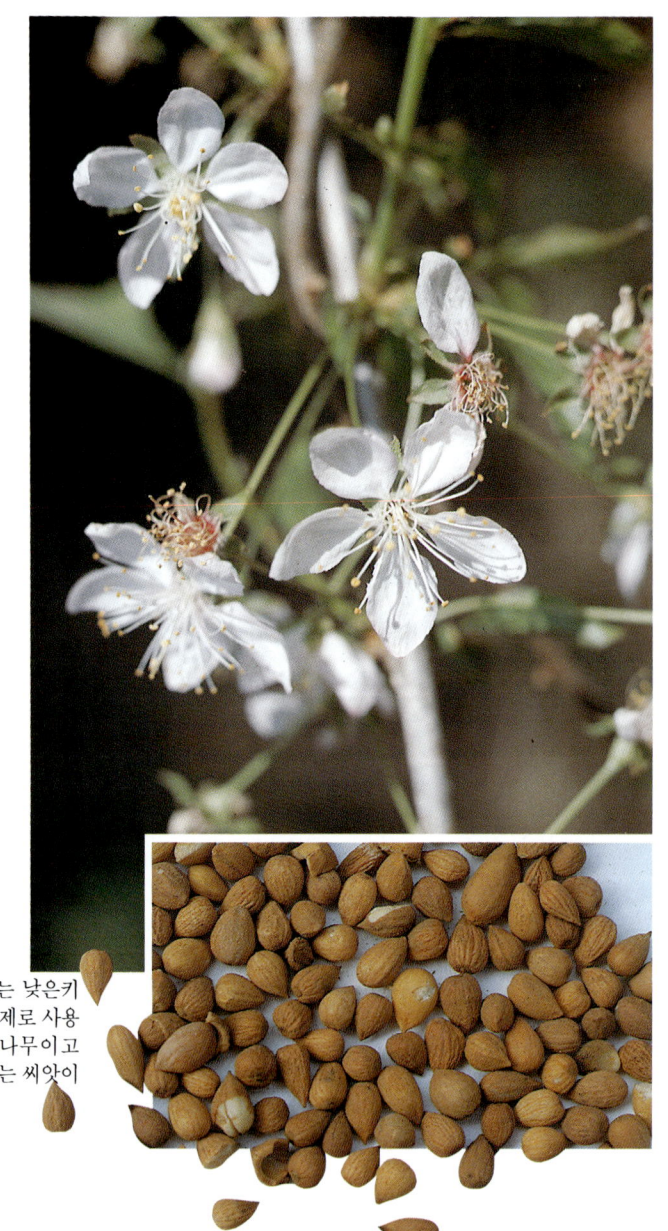

산이스라지 장미과에 속하는 낮은키
나무로서 씨앗은 변비 치료제로 사용
한다. 위는 산이스라지 나무이고
오른쪽은 욱이인이라 부르는 씨앗이
다.

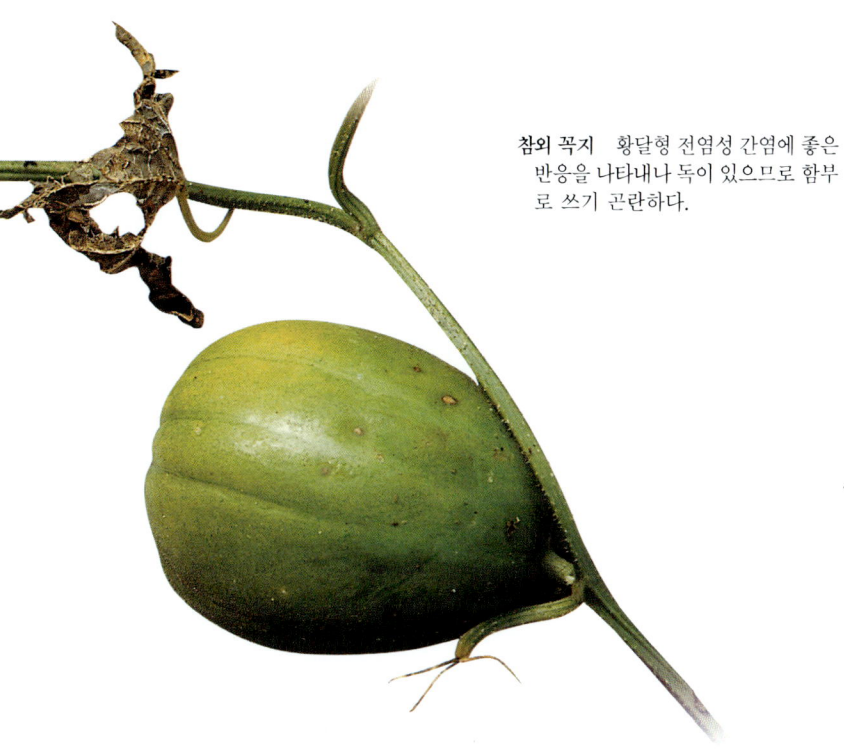

참외 꼭지 황달형 전염성 간염에 좋은 반응을 나타내나 독이 있으므로 함부로 쓰기 곤란하다.

참외 꼭지

참외의 꼭지는 아주 쓰고 독이 있으므로 함부로 쓰기 곤란하다.

사용법 꼭지를 곱게 가루로 만들어서 한 번에 0.1 내지 0.15그램을 환자의 코에 불어 넣고 40분 내지 1시간이 지나면 노란 콧물이 배출되면서 황달이 없어진다. 또한 참외 꼭지 5그램을 물 100밀리리터에 넣고 10분 동안 끓인 뒤 뚜껑을 열어 놓고 식히면서 하루 2, 3번 식사 뒤에 복용하면 곧 효과를 얻는다. 노약자와 어린이는 이 약을 복용치 말고 코로 삽입하여 중독 증상을 피해야 한다.

효능 참외 꼭지는 황달형 전염성 간염에 임상적으로 현저한 반응을 나타내고 있으며 황달이 없어지면 식욕이 증가하고 간기능도 크게 호전된다.

민들레

사용법 봄에 노랗게 피는 민들레는 뿌리째 캐어 건조시킨 다음 한 번에 신선한 것은 80 내지 100그램을, 말린 것은 300그램을 물로 1시간 동안 끓인 다음 그 물을 한 번에 마신다. 이와 같이 하루 3번 복용하면 치유된다.

효능 이 약은 일체의 화농성 질환에 소염, 배농제로 탁월한 반응을 일으키지만 소화기에 들어가서는 위장의 염증을 제거시키고, 간장에 들어가서도 역시 염증을 가라앉힌다. 곧 간장 안에서 효소의 반응을 활성화시키고 지방의 분해 작용도 현저하게 한다. 이와 같이 간장 질환이 치료되므로 황달까지 없어진다.

민들레 간장 안에서 효소의 반응을 활성화시키고 지방을 분해하여 간질환과 황달을 치료한다.

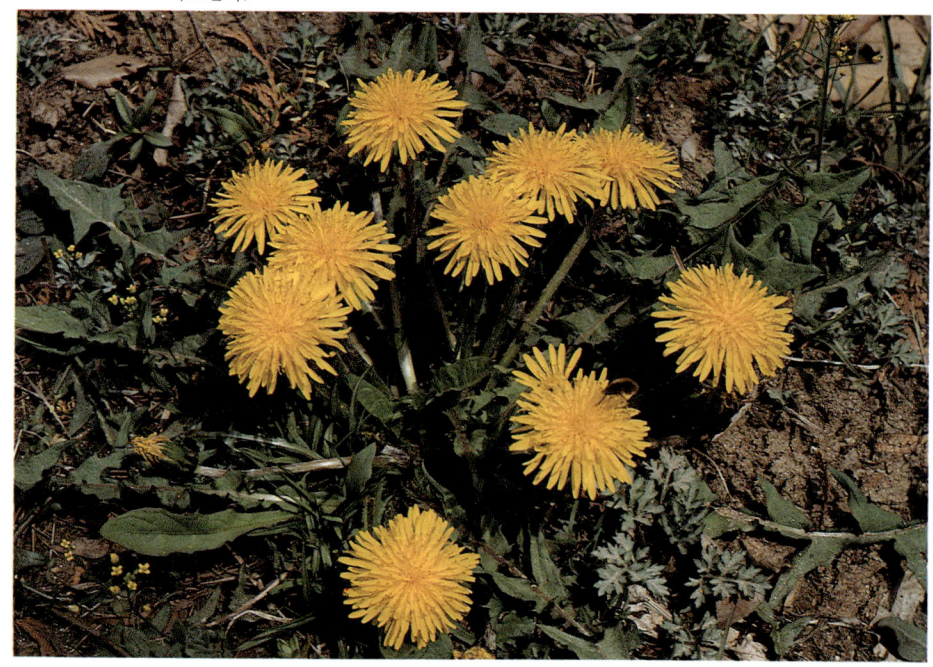

급성 신장염

급성 신장염은 콩팥에 염증을 일으킨 것으로 특히 신장 사구체의 염증을 말한다. 어린이에게 많으며 용혈성 연쇄상구균에 의한 감염증을 앓고 난 뒤에 많이 발생한다. 심한 발열 증상과 함께 눈꺼풀이 붓고 머리가 무거우며 권태감이 있고 소변이 붉게 나오며 고통을 느낀다.

병리적인 검사를 통해서 보면 단백질과 적혈구, 백혈구 등이 나오고 이때에 혈압도 올라간다. 급성에서 제대로 치료받지 못하면 이내 만성으로 이행된다. 초기에는 절대 안정을 취해야 되며 염분이 들어간 음식은 일체 금하고 특히 동물성 단백질이 많은 것은 신장에 부담을 주므로 제한시켜야 치료에 도움이 된다.

산편두와 율무

사용법 이 두 가지의 약을 각각 10그램씩 하루 3번 복용하는데, 한 번에 물 3홉을 붓고 2시간 동안 끓여서 그 달인 물을 마신다. 그러면 신장의 염증이 가라앉고 소변의 배설량이 현저하게 증가되며 부종과 발열 증상이 없어진다.

효능 산편두는 음식의 소화력을 높여 주며 간기능을 활성화시키므로 황달에 유효하고 이뇨 작용을 한다. 특히 콩팥의 기능 부진으로 인하여 소변의 배설량이 적고 몸이 붓는 증상에 다른 약물과 배합하여 치료한다.

율무는 약명으로 의이인이며 몸안에 들어가서는 열을 내려 주고 소변을 잘 보게 하므로 신장염에 긴요한 치료제가 되고 있다. 이러한 효능은 아마도 콩팥 혈관을 확장시키면서 피의 흐름을 원활하게 유도하므로 신장염에 효험을 보는 것으로 생각된다. 그래서 배뇨 장애와 소변을 볼 때에 작열감과 함께 통증을 느끼고 양이 적게

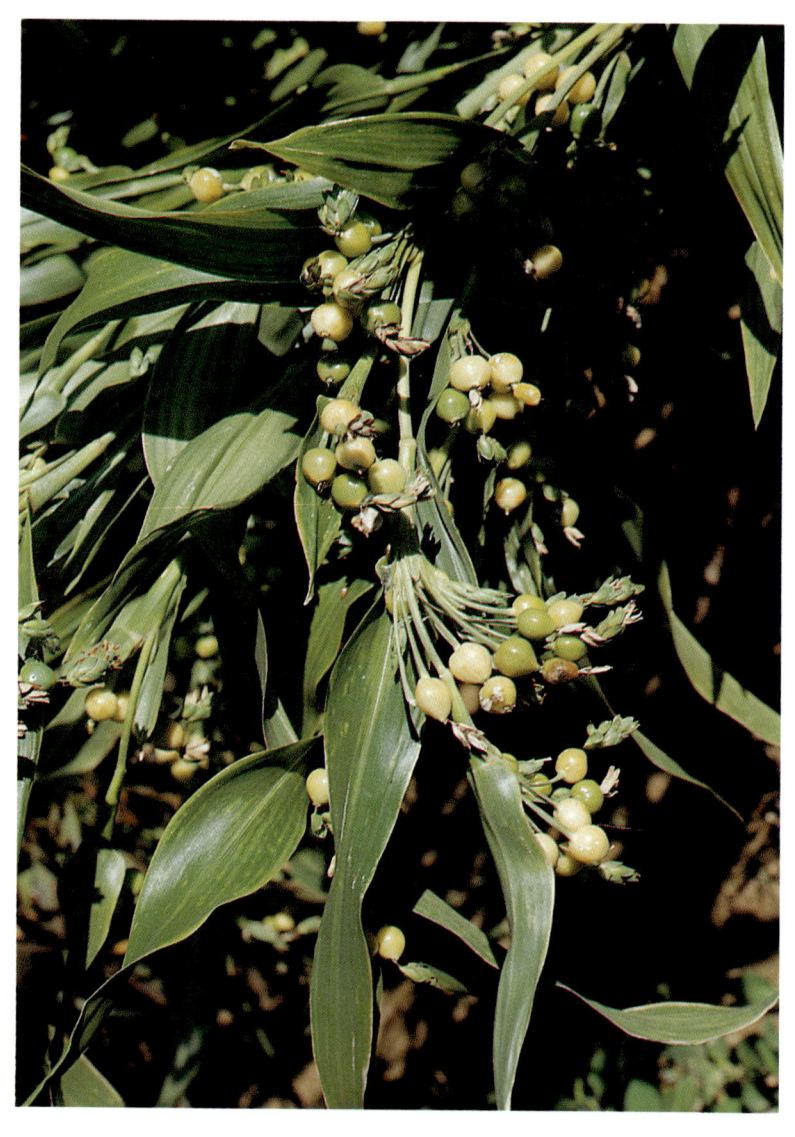

율무 약명으로 의이인이라 하며 신장염에 긴요한 치료제가 된다. 이것은 콩팥 혈관을 확장시키면서 피의 흐름을 원활하게 유도하기 때문이다.

나오는 증상에 유효한 치료제가 된다.

느릅나무 껍질과 옥수수 수염

사용법 느릅나무의 속껍질과 옥수수 수염을 각각 20그램씩 하여 물 두 사발을 붓고 2시간 동안 끓여서 물을 마신다. 성인은 한 번에 50 내지 200밀리리터씩 하루 5 내지 10번 공복에 수시로 먹는다. 어린아이는 30 내지 50밀리리터씩 하루 3 내지 5번 복용하면 좋다.

느릅나무 속껍질은 물이 오르는 4월에 벗기는 것이 좋고, 옥수수 수염은 늦여름에 채취하여 햇빛에 건조시켜야 한다.

효능 느릅나무 껍질은 소변을 못 보면서 용변할 때 피가 섞여 나오고 동시에 통증을 유발하는 증상에 효과를 본다. 또한 갑작스럽게 전신에 부종이 있고 소변을 못 보는 증상 곧 급성 신장염에 이약은 배설을 촉진시키고 염증을 가라앉히는 작용을 하여 신통한 효력을 나타낸다.

부인이 임신중에 소변을 못 보아서 전신이 붓고 무거우며 미열과 가벼운 통증을 일으킬 때에도 느릅나무 껍질을 사용하는 것이 좋다. 독성이 없어서 태아에 손상을 주지 않고 원만한 이뇨 작용을 얻기 때문이다. 이 밖에도 느릅나무 껍질은 피부 질환에 긴요한 치료제가 된다.

옥수수 수염은 보기에는 약으로 쓰일 것 같지 않지만 효력은 매우 신기하다. 이 약 한 가지만으로 임상 실험을 하였는데 옥수수 수염 50그램에 물 600밀리리터를 넣고 30분 동안 끓인 뒤 달인 물이 300 내지 400밀리리터가 되게 한다. 이것을 하루 한 번 또는 2번으로 나누어 만성 신장염 환자 9명에게 복용시켰더니, 1개월 뒤에 5명이 완쾌되었고 4명은 명확치 못하였다. 이뇨 작용이 현저하여 부종과 요단백이 없어졌고 모든 신장염의 증상들이 개선되는 것을

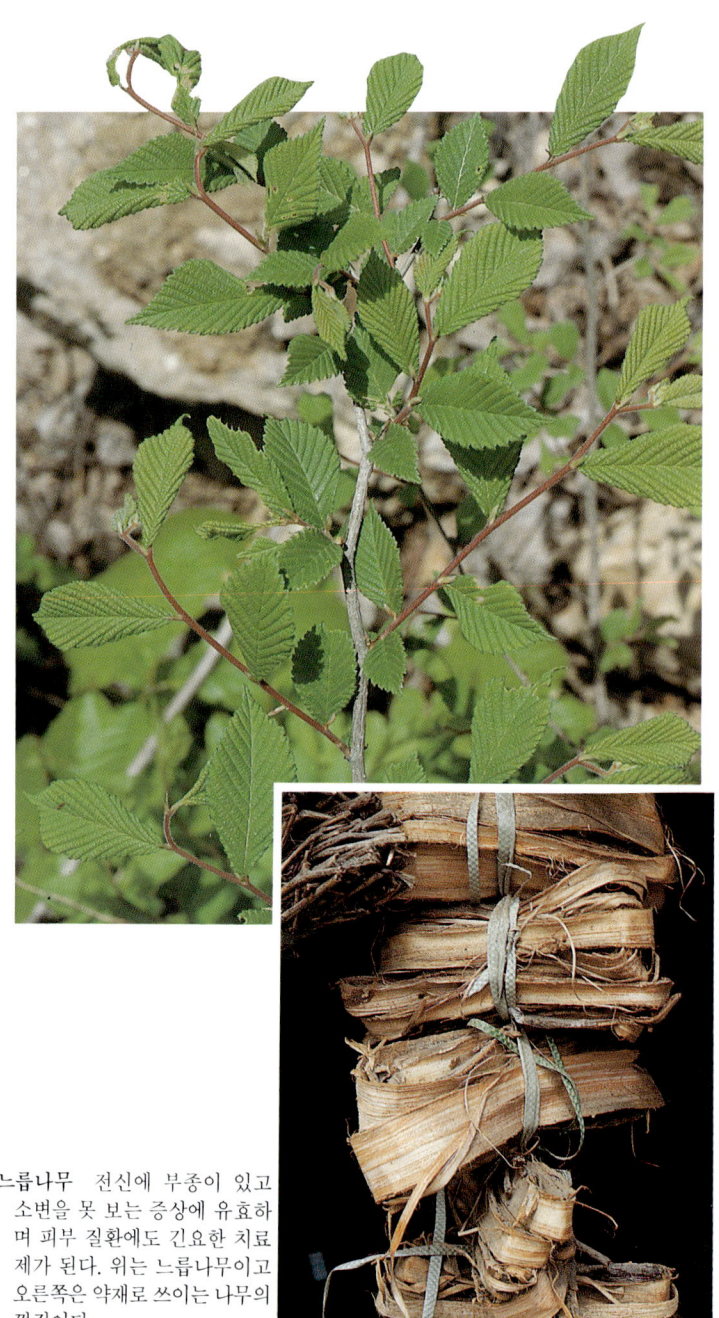

느릅나무 전신에 부종이 있고
소변을 못 보는 증상에 유효하
며 피부 질환에도 긴요한 치료
제가 된다. 위는 느릅나무이고
오른쪽은 약재로 쓰이는 나무의
껍질이다.

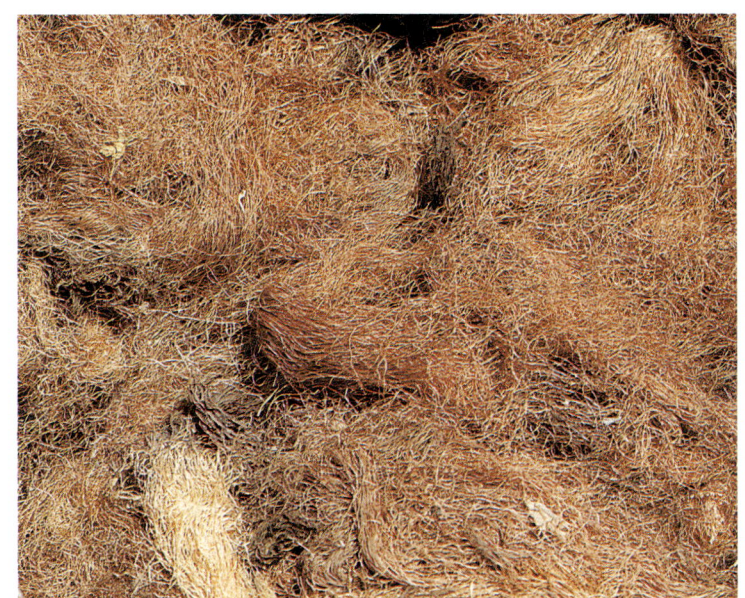

옥수수 수염 이뇨 작용, 혈압 강하, 담즙 분비 촉진 등의 작용으로 급만성 신장염에
아주 좋은 반응을 나타낸다. 특히 이뇨 작용이 현저하여 부종과 요단백을 없애고
모든 신장염의 증상들을 개선시킨다.

확인할 수 있었다. 결국 이 약으로 급만성 신장염에 중독성이 없으
면서 완벽한 효력을 나타내었다.

동물 실험에서도 이뇨 작용이 나타났으며 혈압을 내리므로 신장
염 환자에게는 일거 양득의 효력을 보이는 약물이다. 한 번에 최대
용량은 80그램까지 사용해도 독성은 없었다.

약효 성분에서 보면 지방유 2.5퍼센트, 정유 0.12퍼센트, 수지
2.7퍼센트, 사포닌 3.18퍼센트, 비타민 K 등이 확인되었으며 약효는
두드러지게 이뇨 작용, 혈압 강하, 담즙 분비 촉진을 나타낸다. 이것
은 모든 천연 약물들에서 확인되는 신비스런 효능들이다.

패랭이꽃, 질경이씨, 댑싸리씨

사용법 패랭이꽃 20그램, 질경이씨 10그램, 댑싸리씨 20그램에 물 세 사발을 붓고 1시간 정도 끓여서 커피잔 하나쯤 되게 하여 공복에 하루 3번 복용한다.

효능 패랭이꽃은 전국 각지에 널리 야생하는 들꽃으로 약명은 구맥(瞿麥)이라고 하는데 9월에 채취한다. 이 약은 독이 없고 이뇨 작용을 하는 약물이다.

급성 신장염으로 소변을 붉게 보고 통증이 있으면서 늘 불쾌감을 갖고 미열이 있는 증상에 복용하면 신속한 반응을 얻는다. 이를테면 이 약은 열을 내리면서 염증을 가라앉히고 배설을 촉진시키는 효능이 뛰어나다. 그러므로 신장염을 비롯해서 요도염, 방광염 등에도 필요한 약이다. 또 갈증이 있고 하복부에 팽만감과 함께 가벼운 통증이 있으면서 소변을 못 보고 본다고 해도 양이 적으며 피가 섞여 나오거나, 대소변으로 출혈 증상이 있을 때에 구맥은 빠른 효능을 나타낸다. 한 번에 복용할 수 있는 최대 용량은 40그램까지이며 몸의 피해는 없으나 단지 임신부와 콩팥이 허약하거나 몸이 찬 사람은 복용을 피하는 것이 좋다.

동물 실험 결과에서도 이뇨 작용은 현저하였으며 최소한 2.5배의 배설량에서 많게는 5 내지 8배의 이뇨 효과를 나타낸다. 이 약도 혈압을 내리는 데 간접적인 효능을 보이고 있다.

질경이씨는 약명으로 차전자(車前子)라 하는데 길가에서 많이 자란다는 뜻에서 붙여진 이름이다. 이 약은 신장염으로 부종이 있는 사람에게 신속한 이뇨 효과를 나타낸다. 정상적인 사람이 복용해서는 아무런 반응도 보이지 않는다는 것이 이 약의 특징이다.

신장염으로 소변의 배설량이 현격하게 줄어들고 음부에 통증이 있으면서 부어 있기도 하며 동시에 혈압이 상승되는 증상에 유효한 약이다. 그러므로 이뇨 작용이 탁월하고 해열 효과와 혈압 강하

질경이 질경이의 잎은 나물로 먹고 그 씨는 신장염으로 부종이 있는 사람에게 유효하다. 오른쪽은 차전자라 부르는 질경이씨이고 아래는 질경이꽃이다.

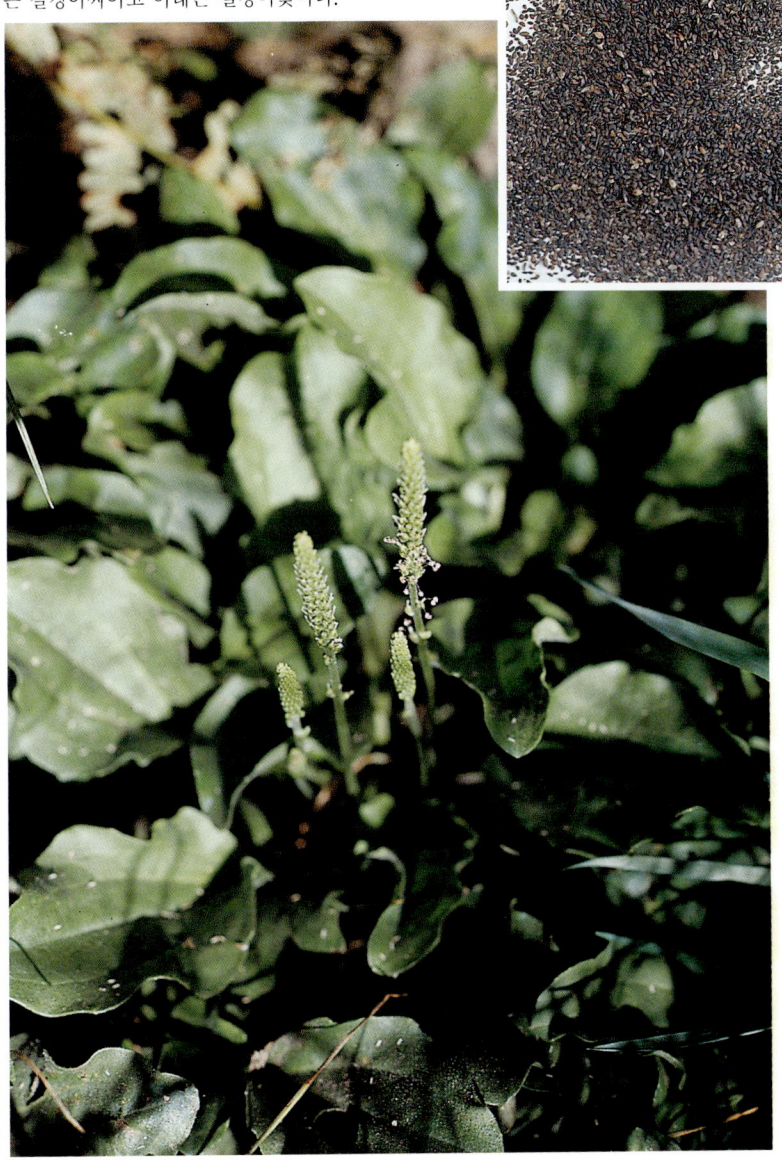

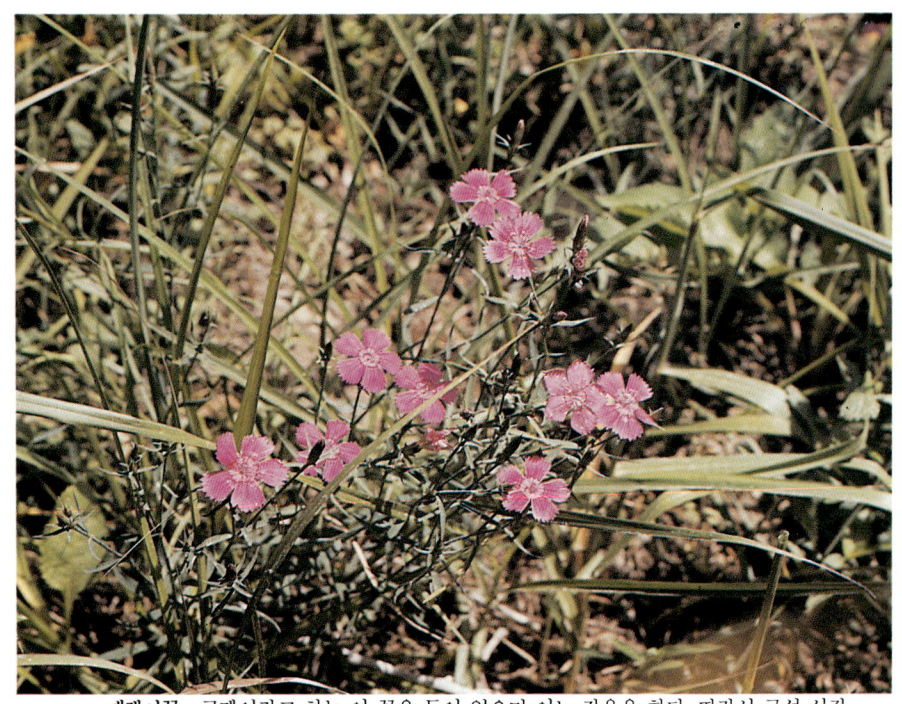

패랭이꽃 구맥이라고 하는 이 꽃은 독이 없으며 이뇨 작용을 한다. 따라서 급성 신장염으로 소변을 붉게 보고 통증이 있으면서 늘 불쾌감을 갖고 있는 증상에 복용하면 신속한 효과를 본다. 아울러 요도염이나 방광염에도 좋은 반응을 보인다.

작용을 가지고 있어서 다양하게 활용할 수 있다. 또한 용변을 보면 색이 쌀뜨물처럼 뿌연 증상에도 쓰이고 부인이 임신중에 소변을 못 보면서 부종을 일으킬 때에도 긴요한 약재로 쓴다. 그리고 여름에 토사, 곽란을 일으키며 갈증을 심하게 느끼면서 소변을 못 볼 때에도 많이 쓰인다. 한 번에 복용할 수 있는 최대 용량은 40그램까지이며 콩팥의 기능이 떨어져서 유정(遺精) 증상을 보일 때에는 복용하지 않는다.

댑싸리씨는 급성 신장염으로 발열이 심하고 소변의 배설량이 적으면서 통증을 일으키고 때로 피가 섞여 나오는 때에 신속한 반응을 얻는다. 이 밖에도 임질, 요도염, 방광염 등으로 소변을 못 보고 용변 때 색이 붉고 통증이 있는 사람에게 좋은 치료제가 된다.

오줌 소태(방광염)

방광염은 오줌보 안의 점막에 염증을 일으킨 것으로 그 대부분은 급성이며 요로까지 이어진다. 원인은 세균성이 많으며 대장균에 의한 것이 제일 많다. 감기 뒤나 하복부의 냉증 또는 성교 뒤, 격심한 운동을 하고 난 뒤에 발병한다. 소변을 본 다음에 요도 속이 아프며 쓰리기도 하고 용변 뒤에 잔뇨감이 있어서 소변을 본 것 같지 않은 기분이며 우울한 상태가 계속된다. 그리고 자극으로 인하여 소변을 자주 보나 보고 난 뒤에는 시원하거나 상쾌감이 없고 다시 보고 싶은 충동을 느끼며 심할 때에는 피가 섞이듯이 나오며 작열감을 느끼고 미열이 나며 앓는 소리를 낸다.

세균성일 때에는 물을 많이 마셔서 소변의 양을 많게 하여 세균을 세척하는 요법도 병행해야 한다. 이때에 강력한 항생제를 써서 많이 치료하기도 하나 재발하는 경우가 많고 신체적 피해도 증가하게 된다. 그러나 몇 가지의 간단한 민간 요법으로 신통력을 발휘할 수 있다.

댑싸리씨

이 식물은 농가에서 조경용보다는 청소를 하는 기구인 빗자루를 만들기 위하여 심었고 또 지금도 많이 심고 있다.

본래의 약성은 독이 없어서 염증을 없애는 데 좋은 치료제이며

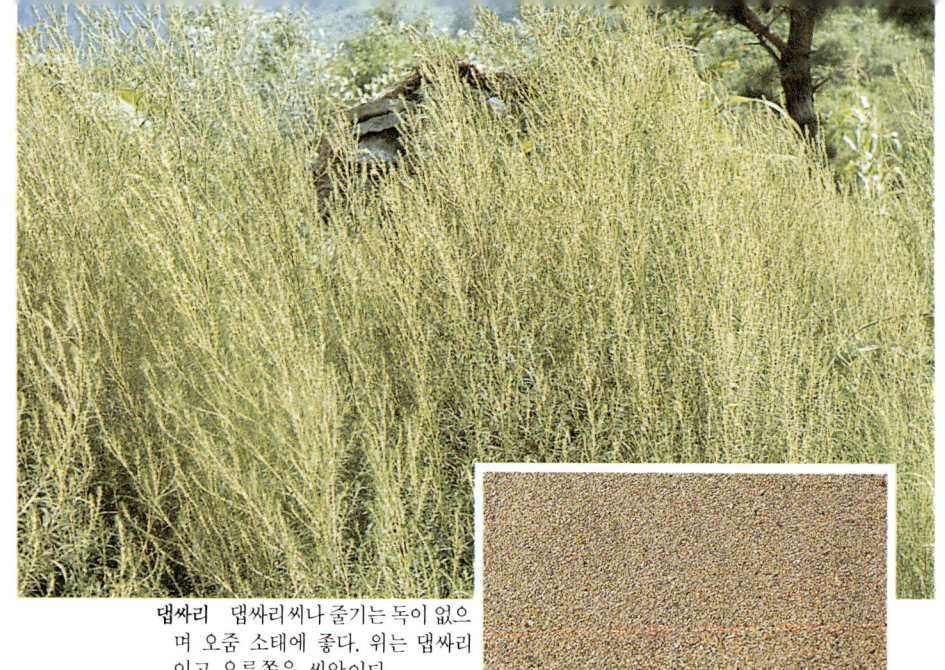

댑싸리 댑싸리씨나 줄기는 독이 없으며 오줌 소태에 좋다. 위는 댑싸리이고 오른쪽은 씨앗이다.

특히 방광염에 신속한 반응을 보인다. 얼마 전 전국의 민간약 조사를 위하여 부산, 대구 등 전국을 순회하였는데 부산에서는 이 약의 씨보다 대 전체를 잘게 썰어서 달여 마시면 오줌 소태에 좋다고 하는 것을 발견하였다. 그렇지만 줄기보다는 종자가 더 강한 이뇨, 소염 작용을 나타내고 있다.

사용법　한 번의 용량은 최대로 40그램까지 쓸 수 있으나 대개 20그램에 물 한 사발을 붓고 1시간 정도 끓여서 그 물을 공복에 마신다. 이와 같이 하루 3 내지 5번 복용하면 곧바로 효력을 본다.

효능　오줌 소태는 부인들에게 많이 발생하는데 이때에 댑싸리를 복용하면 열이 내리면서 소변의 배설량이 증가되고 상쾌감을 느끼며 마음에 안정을 찾는다.

만약 임신중에 이와 같은 증상이 있고 손발에서 번열이 나면서 뜨거운 느낌을 가질 때에도 이 약을 복용하면 쉽게 치유된다.

청미래덩굴 뿌리

사용법　청미래덩굴 뿌리는 토복령(土茯苓;중국에서는 발개라고 함)이라고 하는데 이 약 20그램에 물 한 사발을 붓고 1, 2시간 끓여서 공복에 마신다. 하루 3번 식사 전이나 공복에 복용한다.

효능　맛이 달고 약성은 서늘하며 독이 없다. 이 약은 소변을 못 보면서 미열이 있고 통증과 함께 소변의 색이 뿌옇게 나오는 증상에 유효한 반응을 나타낸다. 본디 이 약은 이뇨 작용보다는 살균력이 강하여 임질이나 매독성 질환에 많이 응용되어 왔다. 세균성으로 인하여 발병한 오줌 소태에 강력한 세균의 억제 작용을 나타내면서 해열 작용을 얻고 또 소변을 시원하게 볼 수 있는 효능을 가지고 있다. 이 밖에도 부인들의 대하증과 관절염에도 신속한 반응을 얻는다.

댕댕이덩굴 뿌리

이 약은 전국 각지의 야산에 널리 자라는 식물인데 땅에 뻗는 줄기는 바구니를 만들어 사용하였다. 이 식물의 뿌리는 약명으로 목방기(木防己)라고 한다.

사용법　한 번에 20그램을 넣고 물 한 사발을 붓고 2시간 동안 서서히 끓여서 커피잔으로 하나쯤 되면 공복에 마신다. 이렇게 하루 3번 반복해서 마시면 효험을 얻는다. 임신부와 산후에는 복용을 피하는 것이 좋다.

효능　이뇨 작용과 함께 해열, 혈압 강하 작용을 하는 약이다. 그러므로 혈압이 높고 오줌 소태가 있는 사람에게 적중되는 치료제이다. 오줌 소태로 인하여 소변을 잘 못 보고 작열감을 느끼며 소변 색이 붉게 나타나고 통증이 있을 때 탁월한 효과를 얻는다. 또 소변을 못 보면서 붓는 증상을 없애는 데 요긴한 약으로 관절염, 각기 등의 부종에 많이 활용된다.

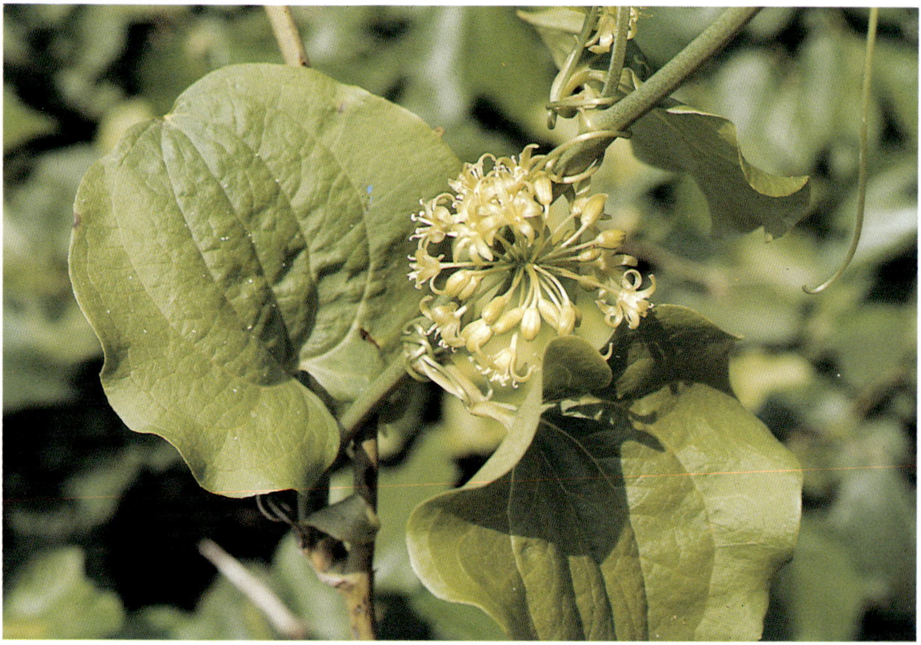

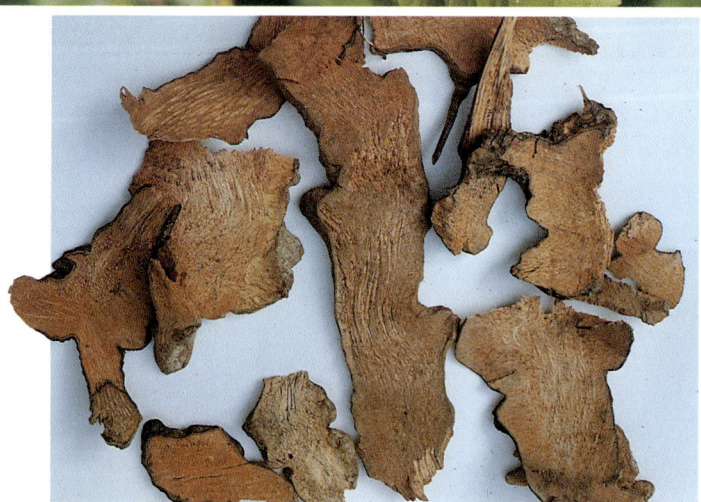

명감나무와 토복령 청미래덩굴 뿌리나 명감나무 뿌리를 토복령이라 한다. 살균력이 강하여 임질, 매독성 질환에 많이 사용되며 대하증이나 관절염에도 신속한 반응을 얻는다. 위는 명감나무이고 그 아래는 토복령이다.

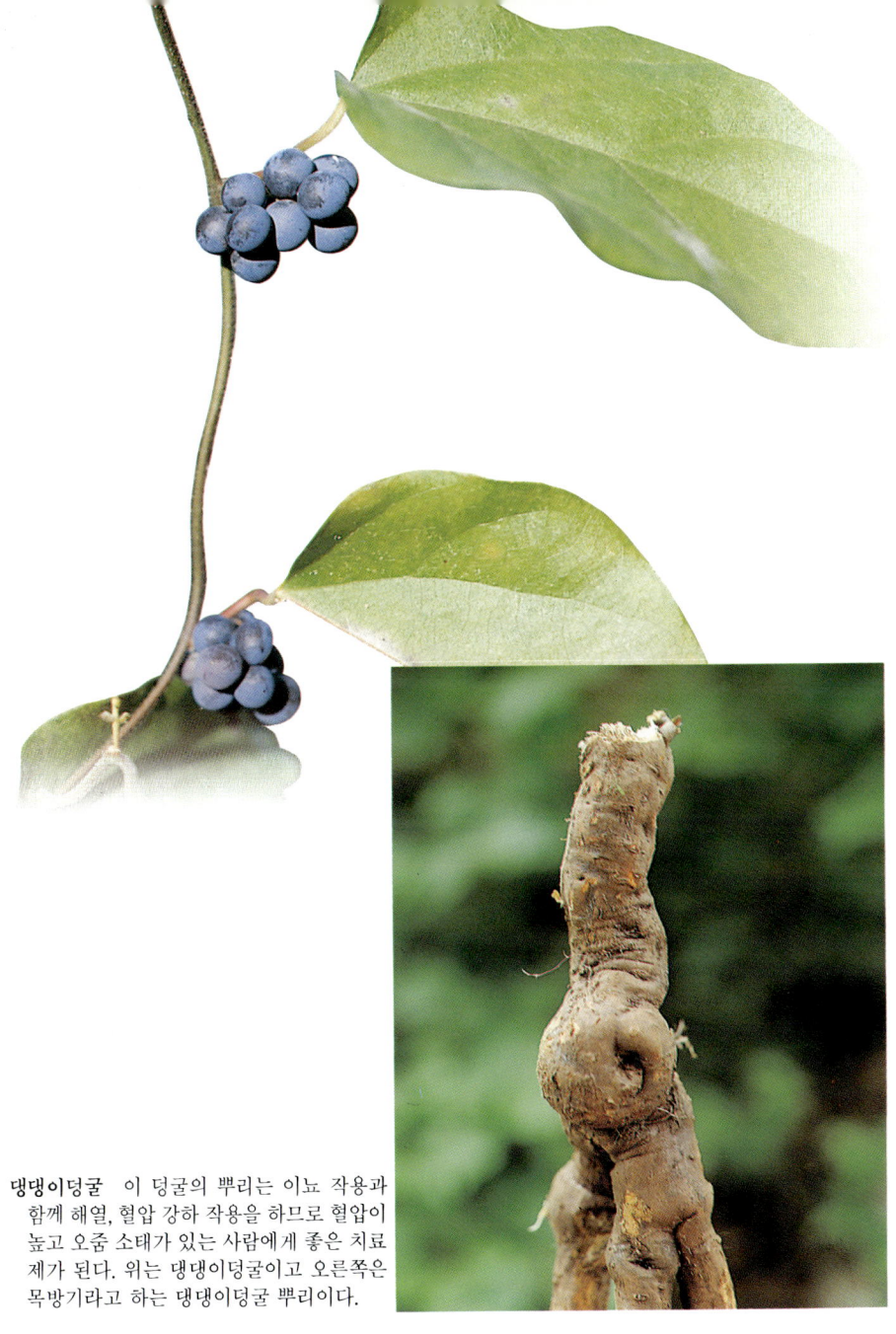

댕댕이덩굴 이 덩굴의 뿌리는 이뇨 작용과
함께 해열, 혈압 강하 작용을 하므로 혈압이
높고 오줌 소태가 있는 사람에게 좋은 치료
제가 된다. 위는 댕댕이덩굴이고 오른쪽은
목방기라고 하는 댕댕이덩굴 뿌리이다.

요통

나이가 들면 제일 먼저 약해지는 것은 허리뼈이며 이것이 보행
장애와 더불어 통증이 일어나고 심하면 허리가 굽는다.

이 질환의 원인으로는 콩팥의 기능이 감퇴되어 발병하기도 하
고, 타박상이나 외상에서도 오며 격심한 노동력을 소모한 데서 유래
되기도 한다. 환경적 요인으로 지나치게 추운 곳이나 습기가 많은
곳에서 생활하거나 척추뼈 사이의 연골이 위축되거나 밖으로 이탈
되어 발생하기도 하며 척추와 허리뼈의 허약 그리고 그 주변 근육의
무력증에서도 허리에 통증을 가져온다.

한의학에서는 혈액 순환 장애와 음식물 장애, 과다한 음주, 삐거나
무거운 것을 들다가 일어나는 증상 등으로 세분하지만 이것도 역시
허리뼈의 쇠약에서 유발하는 것으로 보아야 한다.

이와 같이 수많은 원인들이 있으므로 근원적인 치료를 하지 않으
면 근치가 어렵다. 여기서는 일반적인 치료법을 말하고자 한다.

솔잎술
사용법　막걸리 1리터에 새로 딴 솔잎 300, 400그램을 넣고 공기
가 안 통하도록 밀봉한다. 15일이 지난 다음 찌꺼기를 버리고 한
번에 한 잔씩 하루 3번 공복에 마신다. 또는 생솔잎을 찧어서 소주
3리터와 혼합하여 밀폐하고 7 내지 10일 저장하였다가 하루 3번
공복에 마시든가 솔잎으로 술을 빚어 복용하기도 한다. 또 다른
방법으로는 솔잎 40그램에 물을 붓고 끓여서 여기에 설탕 40그램을
넣어 복용하기도 한다.

효능　습기가 많은 곳에서 생활하거나 중풍으로 요통이 발생된
질환에 유효한 반응을 얻는다. 그리고 허리가 아파서 다리에 힘이
없어지고 때로 마비가 되기도 하며 보행 장애로 잘 걷지도 못하는

증상에 효험을 보인다. 또 관절마다 붓는 역절풍이나 타박상에도 치유되는 것은 통증을 진정시키고 마비를 풀어 주는 작용 때문이다.

이 밖에도 비타민 C 결핍증, 유행성 감기와 전염성 뇌염 등의 예방에도 상당한 효력을 나타낸다. 그러나 아직까지 이 약으로 요통을 치료한다는 논문은 발표되지 않았다.

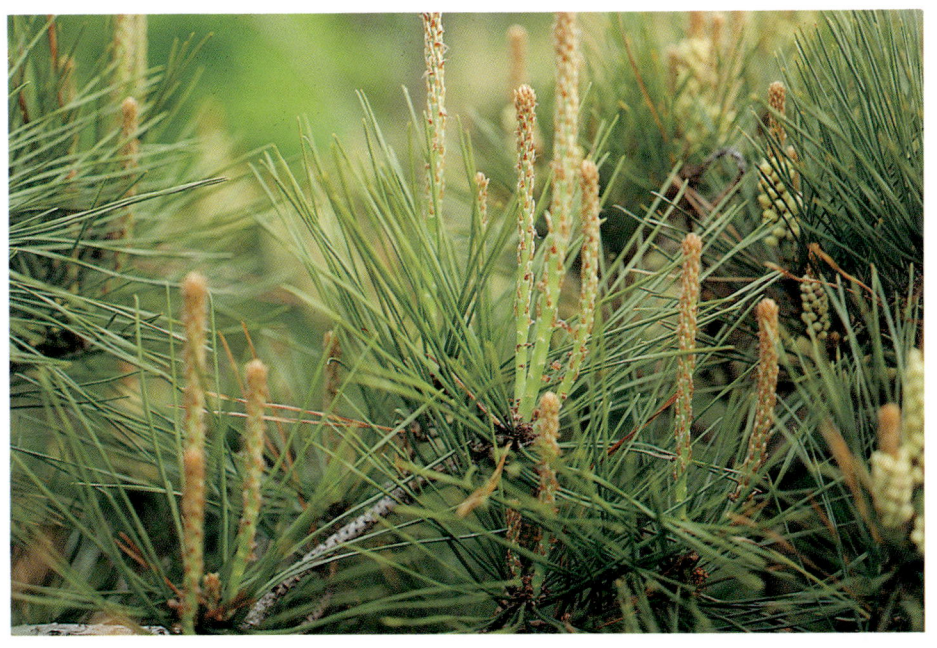

솔잎 습기가 많은 곳에서 생활하거나 중풍으로 요통이 발생된 질환에 유효한 반응을 얻는다. 유행성 감기와 전염성 뇌염 등에도 효과를 보인다.

우담남성

사용법　이것은 소의 쓸개에다 천남성 가루를 300그램 넣고 통풍이 잘 되며 햇빛이 덜 드는 곳에 매달아서 약 10일 동안 말린 것이다. 이것을 한 번에 4그램씩 하루 3번 공복이나 식사 전에 복용하면 효과가 있다.

효능　천남성은 본래 독성이 강한 약으로 그냥 먹으면 생명에 위험을 느낀다. 여기에다 소의 쓸개를 배합하는 것은 이 약의 독성을 완화시키고 진통 효과를 서서히 유도 하며 운동 신경의 부활을 꾀 하는 데 있다. 그러므로 중풍으로 인한 반신불수, 운동 신경 마비, 안면 신경 마비, 팔다리를 폈다 구부렸다 하는 작용을 못 할 때에도 널리 활용된다.

천남성　운동 신경의 부활을 꾀하는 데 사용된다.

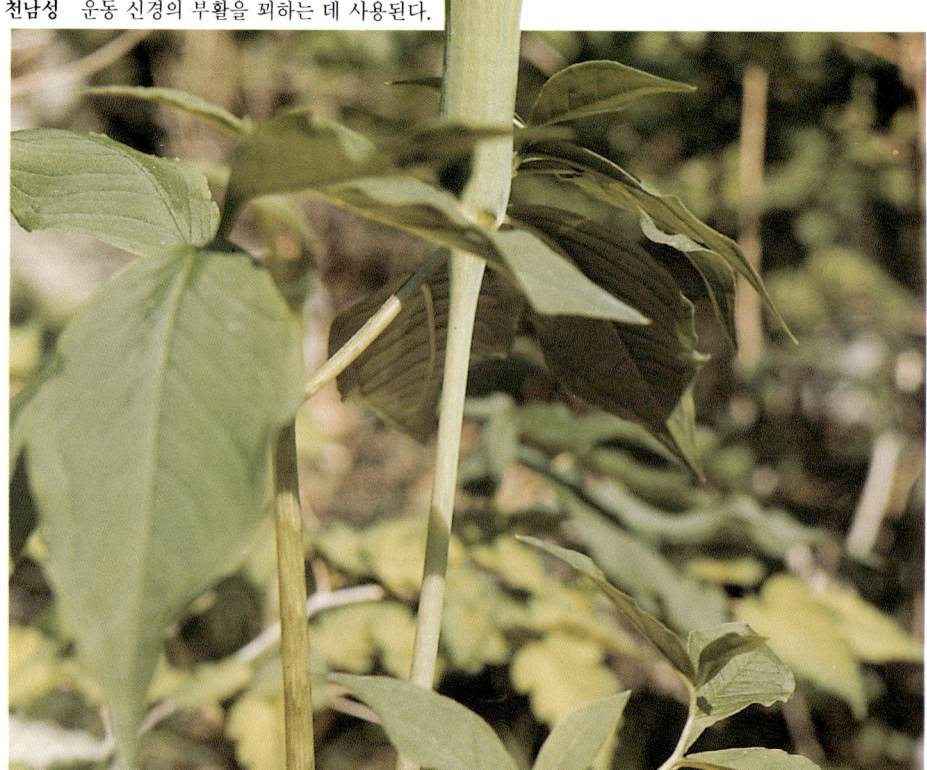

소리쟁이 뿌리 술

하천가나 늪지에 널리 자라는데 어린잎은 나물로 먹고 그 뿌리는 약으로 많이 사용한다.

사용법   뿌리를 잘게 썰어서 소주에 10일 동안 담가 두었다가 그것을 한 잔씩 하루 3번 식사하기 30분 전에 복용하면 허리가 아픈 병이 저절로 치유된다. 또한 이 약을 생으로 캐서 찧어 통증이 심한 환부에 붙이면 진통 효과를 얻는다.

효능   이 약은 약성이 차고 맛이 쓰므로 요통 가운데서도 미열이 나면서 통증이 지속되고 움직이기 어렵고 심한 보행 장애를 일으키는 증상에 많이 활용된다. 근본적인 치료를 위해서는 환부에 붙이는 것보다 내복하는 것이 좋다. 소리쟁이 뿌리는 해열 작용과 진통 효과 그리고 혈액 순환 개선, 염증을 가라앉히는 효력이 있어서 널리 사용되는 요법 가운데 하나이다.

실험적으로 동물에게 활용했던 결과 진통, 소염, 해열 작용이 현저하게 나타남을 확인할 수 있다.

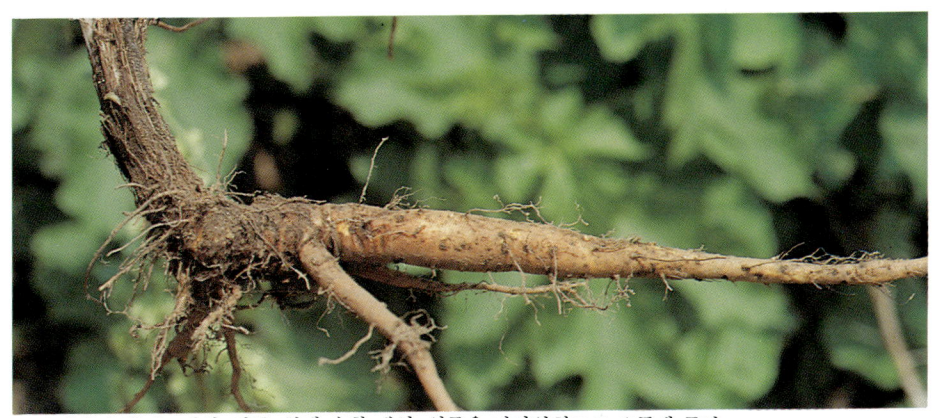

소리쟁이 뿌리   해열, 진통, 혈액 순환 개선, 염증을 가라앉히므로 요통에 좋다.

두충나무 껍질, 잎으로 만든 술

사용법   먼저 이 나무의 껍질이나 잎에서 나오는 실을 없애기 위하여 잘게 썰어서 약한 불에 데쳐 술에 담가 둔다. 두충나무 껍질 600그램에 소주 3리터를 붓고 15일에서 1개월 정도 경과된 다음 찌꺼기를 버리고 하루 3번, 식사하기 30분 전에 복용한다. 또한 이 약은 달여서도 복용하는데 요통 치료에 가장 좋은 치료제이다.

효능   연약한 허리뼈와 이것을 지지하고 의지하는 힘살에 영양과 힘을 얻게 하므로 탄력성 있는 근육을 유지하게 만든다. 아직까지 실험에서 나타난 것은 아니지만 이 약은 골수에 들어가서 골조직의 재생력을 높이고 세포의 파괴 현상을 지연시키면서 통증을 가라앉게 하는 효능이 있다. 또한 콩팥의 기능이 허약해서 요통이 생겼거

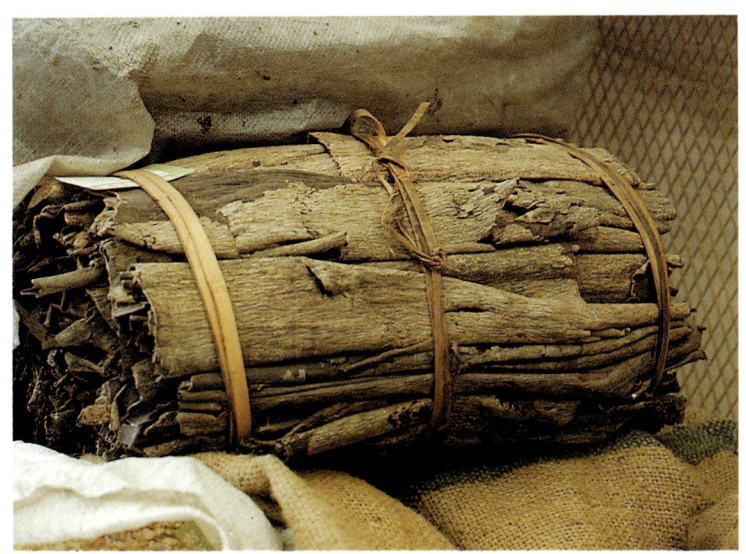

두충나무 껍질   골수에 들어가서 골조직의 재생력을 높이고 세포의 파괴 현상을 늦추므로 요통에 현저한 효과가 있다. 자궁과 콩팥의 기능 항진에도 좋은 치료제이다.

나 과다한 성욕을 소모해서 발병했거나 부인들의 지나친 인공 유산의 결과로 나타난 요통 곧 무력감이 있고 동통과 함께 구부리고 펴지 못하며 늘 몸을 의지해서 살아가는 사람에게 현저한 효력을 보인다. 허리와 하복부가 남다르게 차서 허리가 아프거나 타박상으로 인하여 발생했을 때에도 탁월한 반응을 얻는다.

이 밖에도 혈압을 내리고 이뇨 작용이 있으며 자궁과 콩팥의 기능 항진에도 매우 좋은 치료제가 된다.

신경통

신경통이라고 하면 그 범위가 대단히 광범위하다. 대부분은 어깨와 팔 그리고 허리와 다리 등에 지각 신경의 장애로 저리고 쑤시며 아픈 것이 순간에 나타나기도 하지만 지속적으로 오는 경우도 많다. 이런 현상이 오래 계속되면 운동 신경에 이상을 초래하여 활동을 자유스럽게 할 수 없다.

신경통의 원인은 노동이나 격심한 운동을 많이 한 사람들에게서 보이고, 환경적 요인으로는 춥거나 습기가 많은 곳에서 오래 생활을 하였을 때에도 나타나며, 때로는 뇌출혈, 뇌혈전 등의 후유증으로 전신에 동통이 그치지 않는 경우도 있다. 이 질환은 다른 병리적 검사 소견으로는 확인될 수 없기 때문에 환자만의 고통으로 감당해야 한다. 그런 까닭에 그 아픔은 몇 배 더 큰지도 모른다.

이와 같은 치료를 위하여 진통제나 커피 등을 복용하면 심한 위장 장애와 부종을 일으키므로 도리어 병을 하나 더 얻는 결과가 된다. 뿐만 아니라 뇌나 간 또는 콩팥 세포의 파괴 작용을 일으킨다. 여기에 소개하는 몇 가지의 요법들은 인체에 피해를 주지 않고 서서히 낫게 하는 효능이 있다.

고양이 고기

사용법　검은 고양이를 잡아서 표피와 내장, 머리, 발목을 버리고 푹 삶아서 고기를 공복에 먹으면서 국물도 같이 마신다. 하루 3번 또는 그 이상 먹어도 된다.

효능　이것은 맛이 달면서 약간 시며 따뜻한 약성을 가지고 있고 독이 없다. 일반 신경통으로 다리가 저리거나 어깨부터 등으로 내려가면서 통증이 그치지 않을 때에 신속한 효험을 낸다.

이 요법은 동물 보호 측면이나 영특한 동물을 먹는다는 데서 기피 현상이 있지만 병을 치료하고 육체와 정신에 안정을 취할 수 있다면 사용해도 될 것이다. 고양이 고기에는 보혈 작용이 있고 진통 효과도 있으므로 허약인의 신경통에 좋은 치료제가 된다. 그러나 실험으로는 아직까지 효능이 밝혀지지 않았다. 이 밖에도 혈소판 감소성 자반병과 목 주위의 임파선염에도 이용되고 있다. 단지 습기가 많고 뚱뚱한 사람은 피해야 한다.

소나무 마디와 소주

소나무 마디는 약명으로 송절(松節)이라고 하는데 이 부위는 송진이 많아서 예전에는 이것으로 불을 붙이곤 하였다.

사용법　송절 약 40그램에 소주 2리터를 넣고 약간의 설탕을 첨가한 다음 밀폐시키고 따뜻한 곳에 3 내지 7일 동안 두면 진액이 모두 용출되어 나온다. 이것을 한 번에 20, 30밀리리터씩 하루 3번 공복에 마신다.

효능　이 약은 사지가 저리고 시고 아프며 근육이 땡기면서 구부리고 잘 펴지 못하는 증상에 유효하다.

한의학에서는 나무의 가지들이 사람의 사지 관절 질환을 치료한다고 하는데 이 나무도 그런 종류의 하나이다.

환자가 다리를 오랫동안 구부리고 있어서 잘 걷지 못하며 허리와

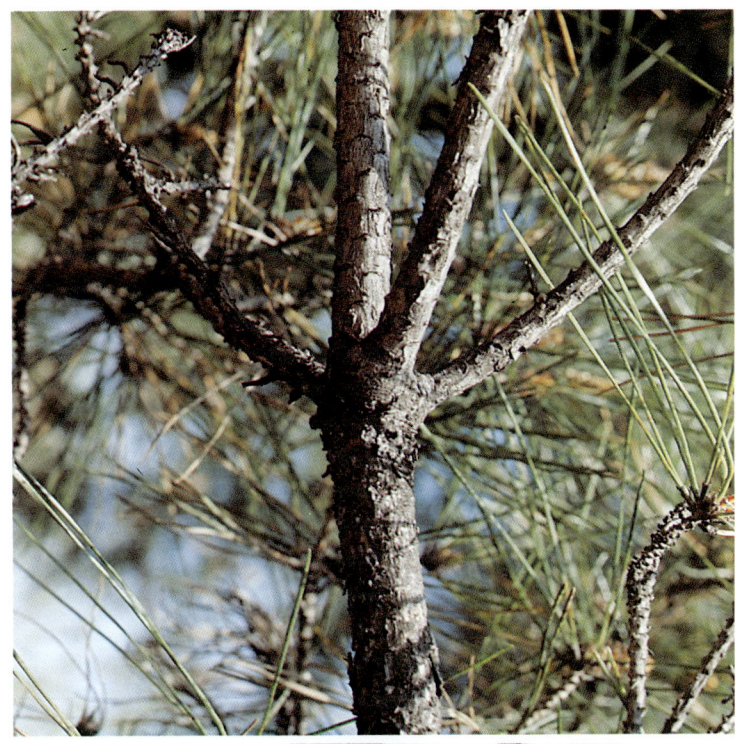

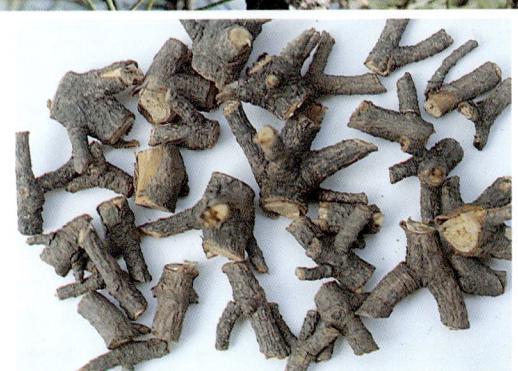

소나무 소나무 마디는 송절이라고 하여 신경통에 좋다.
사지가 저리고 아프며 근육이 땡기면서 잘 구부리고 펴지
못하는 증상에 유효하다. 위는 소나무이고 그 아래는 송절
이다.

척추에 경련과 마비 증상을 일으킬 때에 이 약은 신통력을 발휘한다. 우리나라 사람들은 이 요법을 잘 이용하지 않고 있으나 중국에서는 이미 임상 실험까지 거친 약물이다. 신경통뿐만 아니라 관절염으로 붓고 아프며 걸을 때마다 무릎에서 소리가 나고 걷지 못하는 증상에 유효한 치료제이다. 진통 효과뿐 아니라 근육 운동을 왕성케 하며 울혈된 것을 풀어 주고 소염 작용을 한다. 단지 극심한 빈혈 환자는 피하는 것이 좋다.

임상 실험에서 204명을 대상으로 치료하였는데 33명이 완치되었고 92명은 현저하게 좋아졌으며 효과가 있는 환자는 66명이었으며 반응이 없었던 환자는 13명에 불과하였다.

사시나무 껍질

사용법 이 나무의 껍질을 가늘게 잘라서 물을 붓고 4시간씩 2번 달인 다음 찌꺼기를 버리고 다시 불 위에서 졸이면 고약의 형태로 남는다. 이것을 환부에 붙이기를 하루 2, 3번 반복하면 치유된다. 또한 독이 없어서 내복할 경우 한 번 복용량을 40 내지 120그램까지 사용할 수 있다.

효능 이 약은 내복도 하고 외용으로도 쓰이는데 그 효능은 주로 혈액 순환 장애로 인한 마비 증상, 타박상을 치료하고 이 증상이 심하여 골격과 근육까지 울혈진 것을 풀어 주는 효과가 있다. 또한 사지에 힘이 약해지면서 손발을 잘 쓸 수 없게 되는 증상에도 활용된다.

본래 이 약은 맛이 쓰고 약성이 차서 염증이 진행성일 때에 더 강한 치료 반응을 얻는다.

골담초 술

사용법 가정에서 약주를 만들 때에 술밥과 같이 혼합하여 술을

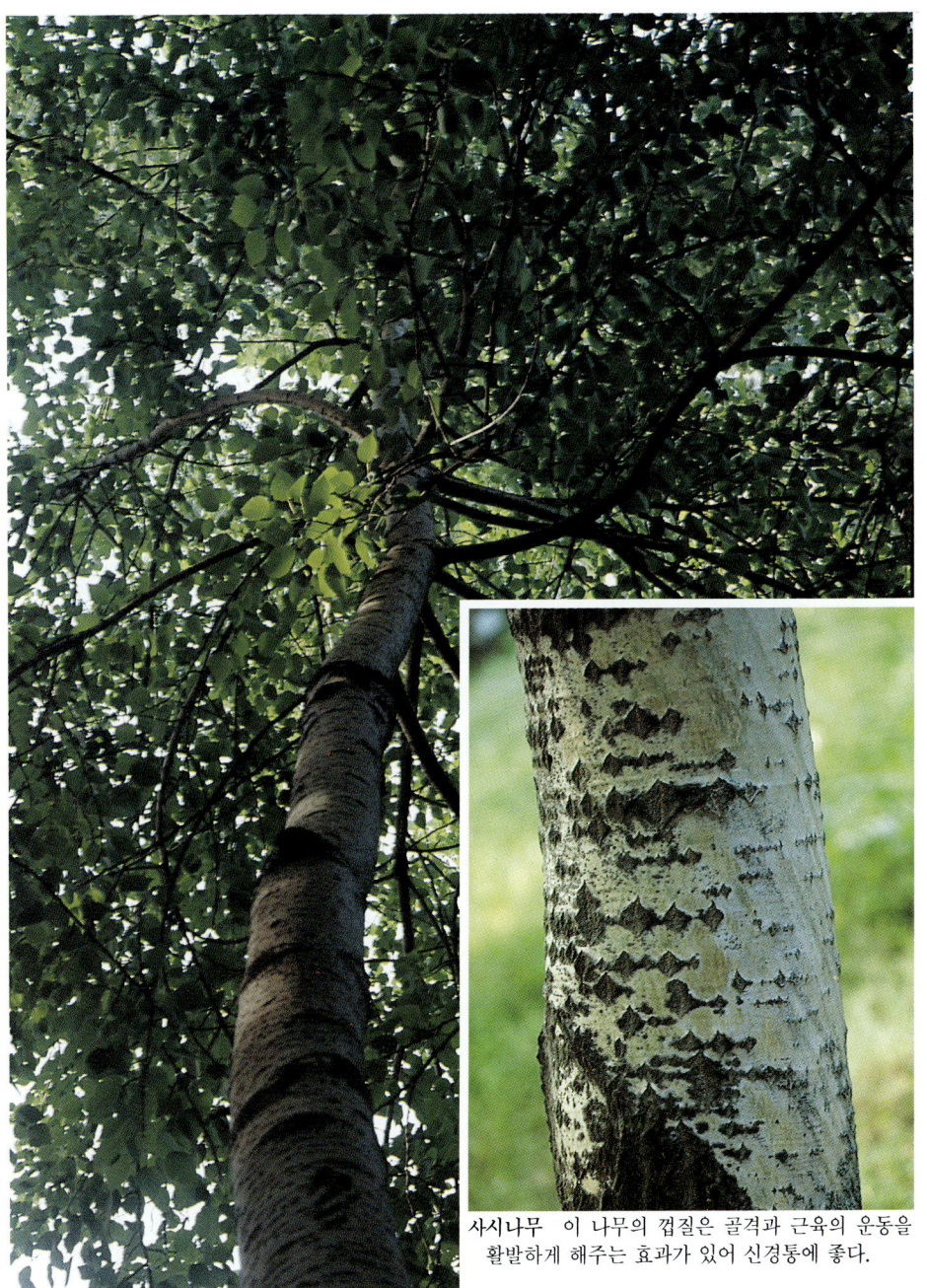

사시나무 이 나무의 껍질은 골격과 근육의 운동을
활발하게 해주는 효과가 있어 신경통에 좋다.

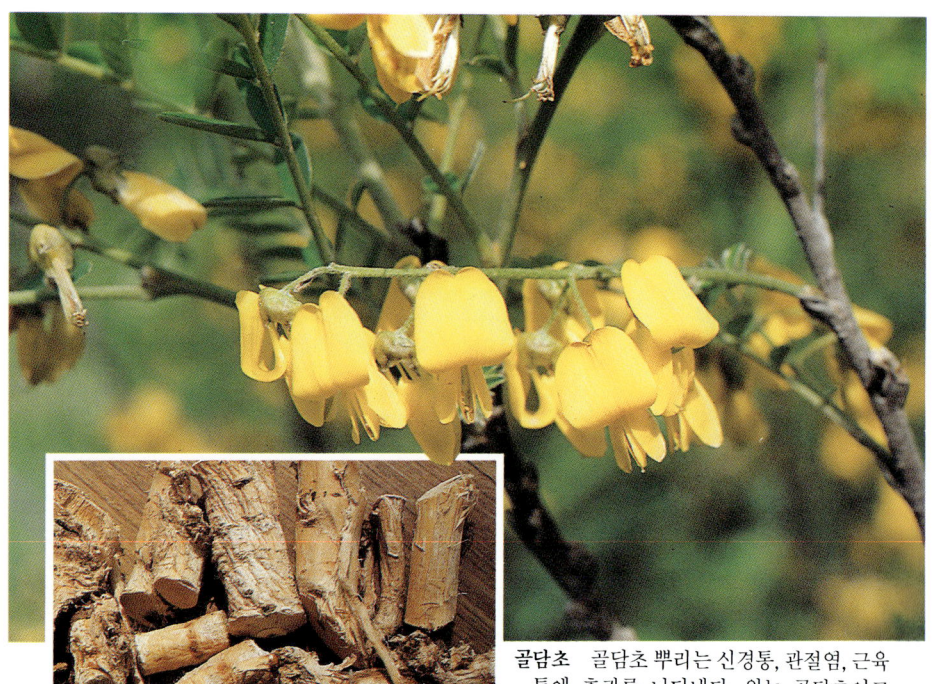

골담초 골담초 뿌리는 신경통, 관절염, 근육통에 효과를 나타낸다. 위는 골담초이고 왼쪽은 그 뿌리이다.

빚기도 하고, 골담초 뿌리를 잘게 썰어서 소주에 10 내지 15일 동안 담가 두었다가 술을 한 잔씩 하루에 3번 공복에 마신다.

효능　이 약은 혈액 순환을 촉진시키며 타박상을 풀어 주고 근육과 골격, 관절에 통증을 완화시키므로 신경통, 관절염, 근육통에 효과를 나타낸다. 타박상에는 이같은 방법으로 해서 복용하면 효과를 보고 관절염에는 40 내지 80그램을 족발과 같이 넣고 물과 술을 붓고 달여서 그 국물을 마시면 통증이 없어진다. 이 약은 민간에서 많이 활용되는 요법 가운데 하나이다.

이 밖에도 고혈압 치료에 임상 결과가 발표되기도 하였으므로 고혈압과 신경통 환자에게는 아주 좋다.

부종

　부종은 혈액 속의 수분이 혈관 밖으로 나와서 세포 사이에 울체된 상태를 말하며 때로 모세혈관의 투과성이 과다하게 높아져서도 일어난다. 그 원인은 엎드려 자는 것, 기침이나 소변을 오래 못 보는 것, 과음, 약물 중독, 신장염이나 편도염의 후유증 그리고 심장병이나 급만성 신장염, 영양 실조, 빈혈, 암 등이다.

　증상을 보면, 심장성으로 온 부종은 수분이 신체의 하부로 모이기 때문에 아침에 일어나면 얼굴이 붓는데 활동을 하면 곧 없어지며 숨이 차고 천식 등을 동반한다. 콩팥에 이상이 생긴 급만성 신장염으로 온 부종은 눈의 꺼풀과 전신이 심하게 붓는다.

잉어와 붉은팥

　잉어는 예부터 부종을 제거하는 약으로 널리 알려져 왔다. 유효 성분은 계절과 나이에 따라 달라지는데 이뇨 작용과 관계있는 크레아틴, 크레아티닌, 포스포릭 애시드가 함유되어 있다.

　사용법 갑자스럽게 전신 특히 얼굴과 몸이 많이 붓는 증상은 잉어에다 술을 넣고 끓여서 술이 없어질 때까지 졸여서 먹으면 부기가 저절로 없어진다. 신장염으로 전신이 부어오르는 증상에는 잉어의 내장과 꼬리, 머리, 뼈 등을 버리고 오로지 고기만을 가려서 여기에 붉은팥을 넣고 끓여 먹으면 부종이 없어진다.

　임상 실험에서 보면 위의 방법대로 하여 소금과 식초, 기타 조미료를 넣지 않고 식사 전에 먹으면 병이 중한 사람이라도 하루만 지나면 효력을 보며 경증인 사람은 곧 치유된다.

　간경화로 부종과 복수가 있을 때에는 잉어에다 붉은팥을 넣어 끓여 먹으면 소변의 양이 급격하게 많아지면서 복수가 없어진다.

약을 끊고 난 뒤에도 소변의 증가 현상은 계속된다.

만성 신장염에는 잉어에다 녹차를 넣고 끓여 마셔도 이뇨 현상이 두드러지면서 효력을 나타낸다. 유방에 염증이 있거나 알코올성 중독에는 잉어 한 마리에 팥 한 되의 분량으로 하여 물을 붓고 끓여서 하루 3번 식사 전에 먹으면 해독 효과를 본다.

효능 붉은팥은 맛이 달고 약성은 평범하다. 성분에는 단백질이 20.7그램, 탄수화물 58그램, 조섬유 4.9그램, 회분 3그램 등이 들어 있다.

이 약은 체내에서 독성을 풀어 주고 이뇨 작용이 현저하여 전신에 부종이 일어나고 자리에 누울 수 없고 머리와 전신이 부어 있는 증상에 유효하다. 또한 갑자기 부종이 나타나서 소변의 양이 감소되었을 때에도 긴요하게 쓰인다. 간경변증이나 간염으로 부종이 있을 때도 많이 활용되며 황달, 각기, 급성 이하선염 등에도 소염 및 이뇨, 해열 작용을 나타낸다.

마늘과 수박

사용법 수박의 꼭지를 떼고 속을 약간 파서 마늘 5쪽을 넣고 다시 수박 꼭지를 덮고 24시간 서서히 불에 태운다. 탄 수박은 모두 버리고 마늘만 하루 3번 식사 전에 먹는다.

효능 마늘은 약성이 따뜻하며 소화기관을 덥게 하면서 소화력을 높여 주는 약이지만 이뇨 작용은 지극히 미약하다. 단지 이뇨제와 배합했을 때에는 그 효능이 인정되지만 하나만으로는 그 작용을 볼 수 없다.

수박은 체내에서 열을 없애면서 소변의 양을 증대시키는 식품이다. 이런 효능은 약리학적이나 임상적으로 나타난 결과이다. 이 두 가지를 사용하여 부종을 치료할 때에는 갈증을 일으키면서 수분의 섭취량이 많은 여름에 좋은 반응을 얻는다.

미나리와 가물치

사용법 내장, 머리, 꼬리 부분을 없앤 가물치 한 마리에 미나리 한 줌을 넣고 끓여 그 물을 하루 3번 식사 전에 먹는다. 이것을 여러 번 반복해서 먹으면 복수와 부종이 없어진다. 이때에 소금은 먹지 않아야 한다. 주로 신장염으로 부종이 있을 때에 유효한 방법 가운데 하나이다.

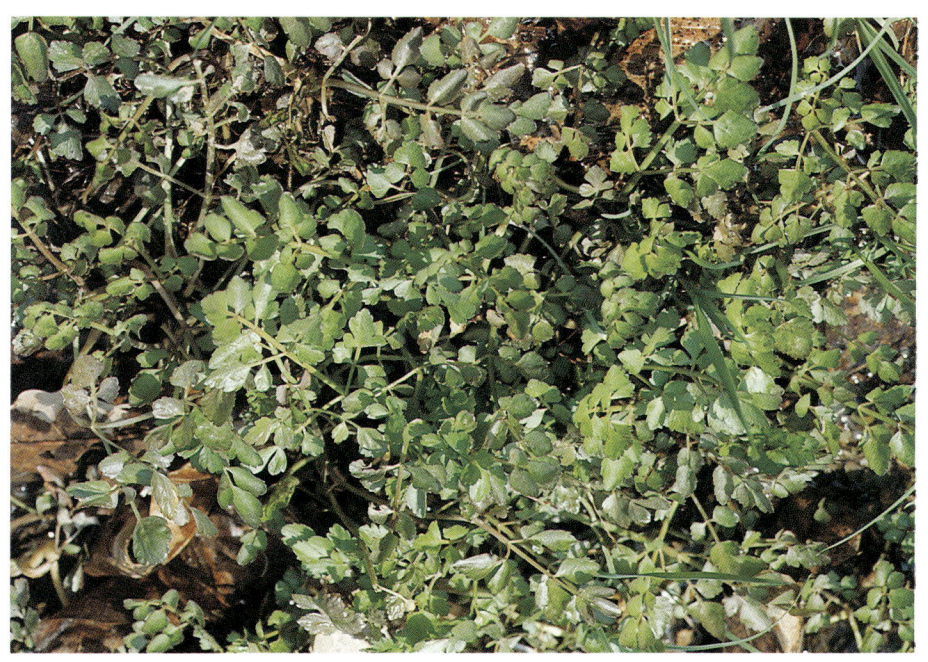

미나리 서늘한 약성을 가지고 있어 번열 증상과 열이 지속되는 것을 없앤다. 신장염, 요도염 등의 부종과 소변을 못 볼 때 유효한 반응을 보인다.

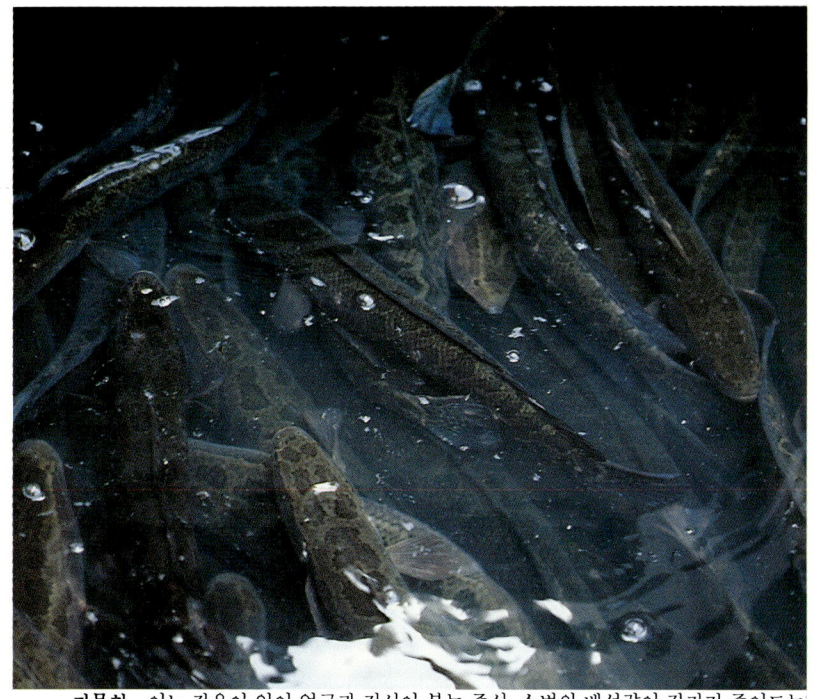

가물치 이뇨 작용이 있어 얼굴과 전신이 붓는 증상, 소변의 배설량이 갑자기 줄어드는 증상에 좋은 효과를 본다.

효능 미나리는 소변의 양이 급격하게 줄고 소변 색이 붉으며 용변할 때 통증을 유발하는 증상에 해열, 이뇨 작용을 한다.

본래 서늘한 약성을 가지고 있어서 번열 증상과 열이 지속되는 것을 없애므로 신장염, 요도염 등의 부종과 소변을 못 볼 때, 용변할 때 피가 섞이는 증상을 치료한다. 한 번의 최대 사용량은 80그램 정도이다.

가물치도 이뇨 작용이 있어서 얼굴과 전신이 붓는 증상과 소변의 배설량이 갑자기 감소될 때에 좋은 효과를 본다.

당뇨병

이 질환은 췌장에서 분비되는 인슐린이 부족하여 일어난다. 인슐린은 신체 안에서 단백질, 탄수화물, 지방 등의 영양소 대사를 원활하게 하는 데 없어서는 안 된다. 인슐린이 부족하면 소변이나 혈액으로 당이 나오거나 혈당치가 상승된다.

원인은 체질적인 요인과 섭생 그리고 정신적인 스트레스가 좌우되기도 한다. 대개는 식이 요법이 중요하므로 철저하게 이것을 지켜야만 합병증을 예방할 수 있고 적당한 운동으로 혈당치를 내려야 한다. 중증인 때에는 인슐린 주사를 맞지만 식사와 운동이 치료의 큰 비중을 차지한다.

치료는 초기 증상일 때에는 큰 효험을 얻지만 그 시기가 지나면 치료보다는 조절하는 것이 요법 가운데 하나이다.

누에 똥

사용법 집에서 기르는 누에의 똥을 건조시킨 것인데 이것을 불에 볶아서 노랗게 되면 가루를 만들어 하루 3번, 한 번에 4 내지 8그램을 식사 30분 뒤에 먹는다.

효능 이 약은 맛이 달고 약간 매운 듯한데 약성은 따뜻하다. 성분에는 비타민 A, B 등이 확인되었으며 운동 신경 마비로 허리와 무릎의 통증, 저림증에 자주 쓰인다.

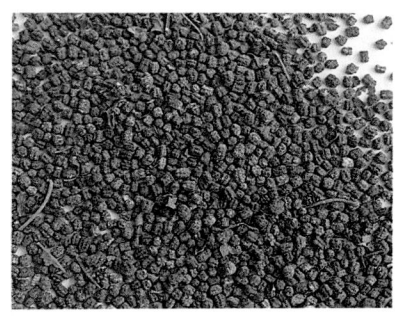

누에 똥 운동 신경 마비로 허리나 무릎의 통증에 사용한다.

복통, 구토, 설사 등에도 활용되며 타박상에는 식초에 이것을 개어서 환부에 붙이면 혈액 순환을 좋게 하면서 치료한다.

민간에서는 이 약을 당뇨병에 사용함으로써 갈증을 줄이고 힘이 생기며 활동량을 높인다. 이런 효능들을 실험으로 했을 경우에는 혈당치와 소변 속의 혈당치를 감소시키는 것으로 나타났다.

닭의 장풀과 참댓잎

사용법 이 두 가지의 약을 한 번에 각각 20그램씩 넣고 물을 붓고 1시간 동안 달여 그 물을 공복에 마시기도 하며 닭의 장풀을 생즙 내서 여기에 참댓잎 10그램을 넣고 달여서 복용하기도 한다. 이와 같이 하루 3번 지속적으로 복용하면 당뇨병에 유익한 반응을 얻는다.

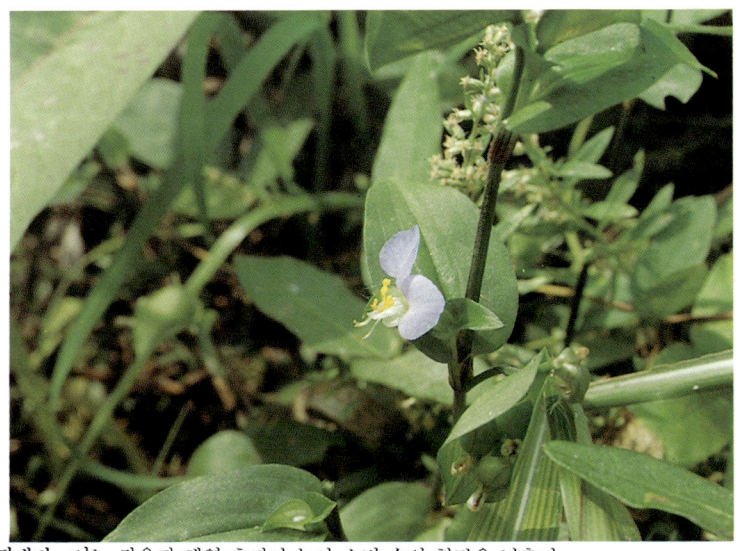

달개비 이뇨 작용과 해열 효과가 높아 소변 속의 혈당을 낮춘다.

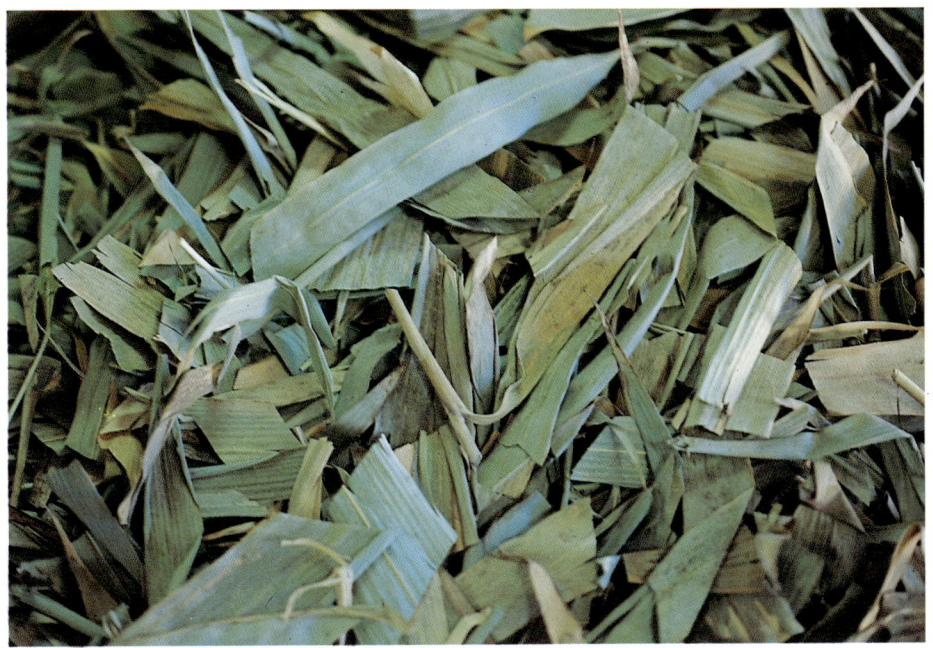

참대나무잎 번열증과 찬물을 많이 찾는 당뇨 환자에게 좋은 치료제이다.

효능 몇 년 전 전국적으로 선풍을 일으켰던 달개비는 각지의 습지에 많이 자라고 있는 약초 가운데 하나이다.

이 약을 당뇨에 쓰이는 한약 처방에서 주제(主劑)로 만들어 배합한 뒤 복용시켰더니 환자에 따라서는 상당한 효능을 얻고 있었다. 그러나 이것만으로 완치가 되는 것은 아니며, 소변 속의 혈당이 감소되거나 혈액 반응이 우수하다는 것은 이미 임상적으로 밝혀진 사실이다. 이 밖에도 이뇨 작용과 해열 효과가 나타났다.

참대나무잎은 한약의 하나로서 맛이 달다. 당뇨 환자 가운데에서 번열증이 있고 찬물을 많이 찾으며 비교적 소변량이 적고 소변 색이 붉은 환자에게 좋은 반응을 얻는다.

문헌에 의하면 생진액(生津液)은 췌장 안에서 인슐린의 분비를 증가시키므로 혈당치나 소변 속의 당 성분을 감소시키고 체력을 상승케 하는 결과를 얻게 된다고 한다. 특히 발열과 번조, 구갈이 심하며 혈압이 올라가고 소변의 양이 적을 때에 해열, 혈압 강하 작용과 더불어 정신 안정에 기여하는 약재이다.

하눌타리 뿌리와 칡뿌리

사용법 민가나 밭둑에 야생하는 하눌타리의 뿌리와 칡뿌리를 같은 용량으로 해서 만들어 한 번에 8그램씩 하루 3번 장기 복용하면 당뇨에 유효하다.

효능 하눌타리의 뿌리는 약명으로 천화분(天花粉)이라고 하는데 이 약은 당뇨병에 갈증을 그치게 하고 기운을 소생시키는 반응을 한다.

특히 번열증을 일으키면서 갈증이 일어나서 하룻밤에도 물을 한 말씩 마시며 소변도 많이 보고 먹기도 잘 하지만 나날이 몸은 수척하며 쇠약해지는 증상에 좋은 치료 효과를 얻는다. 당뇨병이 아니더라도 입안이 마르고 번열이 있으면서 갈증을 일으킬 때에 긴요한 치료제가 된다. 실험으로도 이같은 효능은 입증되고 있다.

칡뿌리는 번열 증상을 치료하며 갈증을 해소시키고 열을 내려 준다. 생즙을 내서 마시면 알코올의 해독 작용은 물론 당뇨병에 갈증이 심하고 소변을 붉게 보는 증상을 다스린다. 이런 효능은 소화기관의 열을 내려 주므로 자연스럽게 갈증을 풀어 준다. 칡뿌리 달인 물을 동물에게 실험하였더니 처음 1, 2시간에는 혈당이 올라갔으나 곧바로 내렸다. 고혈당일 때에도 신속하게 내려 정상치로 회복되었다. 그러나 알코올을 넣고 칡뿌리를 달였을 때에는 당(糖) 대사와는 무관하게 나타났다.

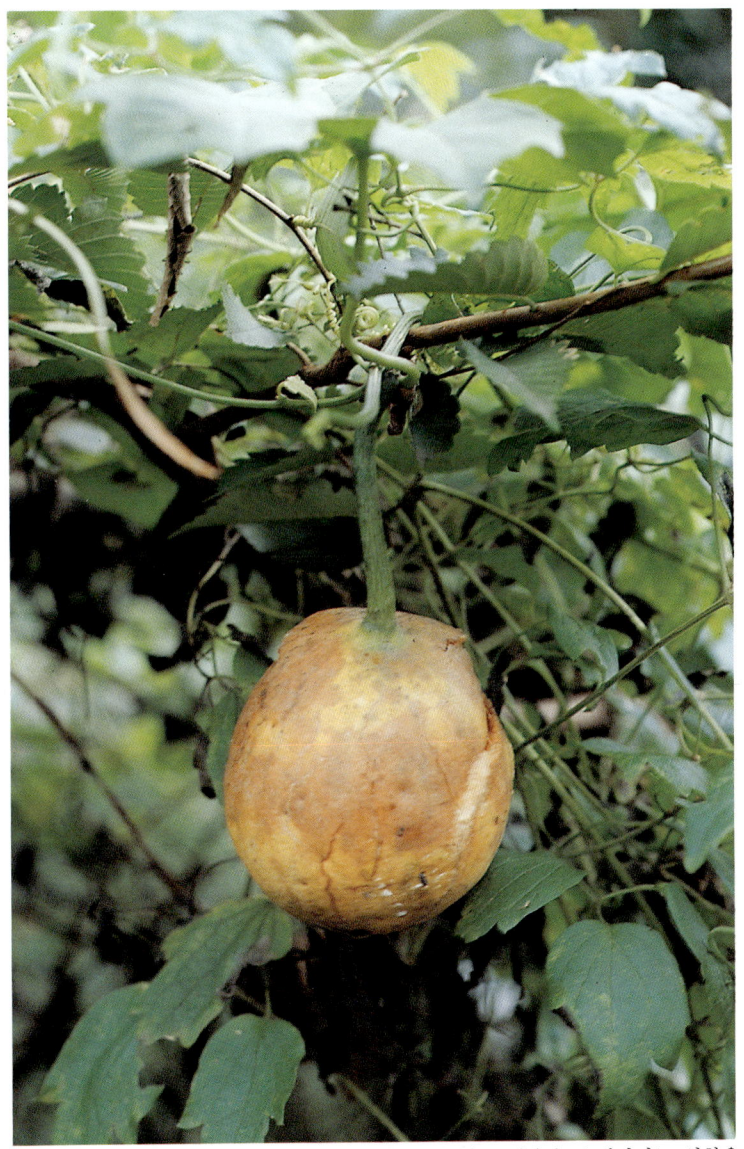

천화분 하눌타리 뿌리로서 당뇨병에 갈증을 멎게 하고 기운을 소생시키는 역할을
한다.

삔데

갑작스런 외부의 충격으로 인하여 피하 내부의 모세혈관이 터져서 울혈이 되고 부종과 동통이 발생된 것을 말한다. 특히 관절 부위에서 많이 일어나고 때로 인대가 과다하게 늘어나거나 끊어지는 때도 있다.

이 질환은 쉽게 치유도 되지만 심한 경우는 수개월 가기도 하며 치료 뒤에도 조심하지 않으면 쉽게 재발하기도 한다. 골절상으로 뼈에 손상이 있을 때는 X선 검사를 하는 것이 바람직하다. 많이 발생하는 부위는 발목이며 대개 열이 날 때에는 냉찜질을 하고 지나치게 부으면 높은 곳에 올려 놓고 자면 부기가 내린다.

파뿌리
사용법 생파의 밑뿌리를 찧어서 환부에 붙이면 금방 삐어 심하게 붓고 화끈거리면서 열감을 느끼는 통증에 좋은 요법이 된다.
효능 환처의 혈액 순환을 개선시키고 열을 내려 주면서 염증을 가라앉히기 때문에 효험을 얻는다. 그러나 열이 없으면 큰 효험을 나타내지 못한다.

치자떡
사용법 치자의 열매를 가을에 채취해 두었다가 사용한다. 이 약을 곱게 분말로 만들어서 밀가루와 함께 물로 반죽하여 환부에 붙인다.
효능 처음에는 파랗게 멍이 들어서 흉하게 보이지만 위와 같이 조처하면 곧 없어진다. 시고 아프지 않으면 별로 문제되지 않는다.
치자는 약성이 차고 맛이 쓰며 해열, 소염 작용이 현저한데 이런 효능은 약리학적 또는 임상적으로 증명된 결과이다. 또한 혈압을

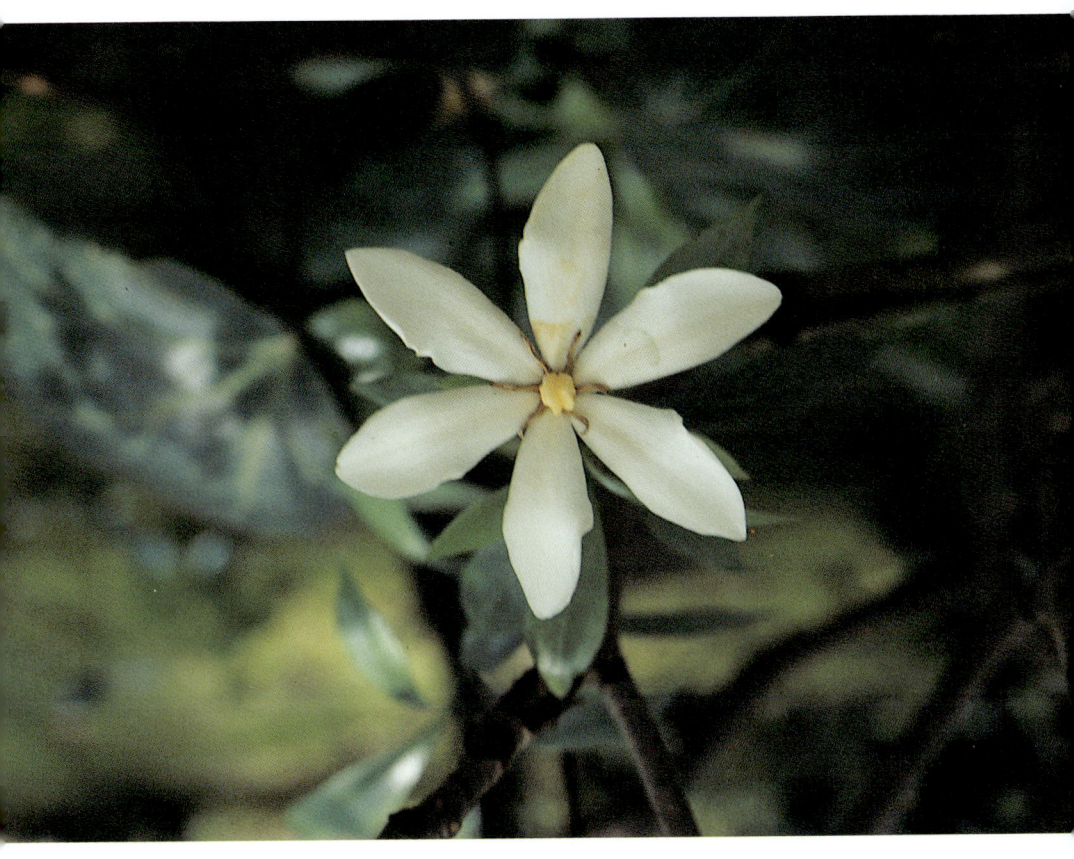

치자 치자나무의 열매를 약재로 사용하는데 해열, 소염 작용이 뛰어나다. 따라서 발열
과 종창, 발적이 심할 때에 사용한다.

내리는 효능도 있다. 발열과 종창, 발적이 심할 때에 사용하며 통증만 남아 있을 때에는 침으로 치료하는 것이 바람직하다. 밀가루를 쓰는 것은 접착제의 역할뿐이며 해열 효과는 미약하다.

감자

사용법　생감자를 곱게 갈아서 환부에 붙이면 부종과 열이 내리고 통증이 없어진다. 매일 이같이 갈아 붙이면 통증이 없어진다.

효능　감자에도 미약하지만 해열, 소염 작용과 혈액 순환을 좋게 하는 성분이 있다.

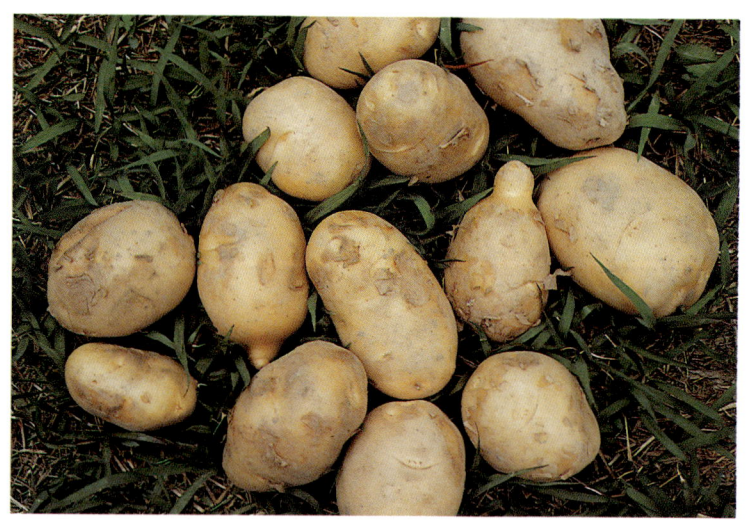

감자　미약하지만 해열, 소염 작용이 있어 부종과 열을 내리고 통증을 없게 한다.

관절염

이 질환은 팔과 다리의 모든 관절에 염증을 일으켜서 붓고 아프며 구부릴 수도 없고 때로는 오한과 경련을 유발하기도 하며 온몸이 나른하고 일하기 싫어진다. 이것이 오래 지속되면 증상이 격심해지므로 전신을 움직일 수 없게 되고 무릎 관절에서 물을 뽑아 내기도 하지만 치료가 되는 것은 아니며 일시적인 진통 효과만 있다.

류마티스성 관절염은 오한과 발열 증상이 심하고 치유가 어렵다. 그러나 효율적인 천연 약물 치료로 근치가 가능하다.

퇴행성 관절염은 관절을 둘러싸고 있는 관절낭에 수분이 결핍되는 증상으로 노년기에 많이 나타내는데 통증이 격심하고 운동 장애가 자주 발생하며 오래 되면 뼈의 마모 현상을 나타낸다. 따라서 이 뼈에 손상을 입게 되면 치유가 어렵고 단지 증상만 호전시킬 뿐이다. 그러므로 치료를 서두르는 것은 그만큼 치료에 접근하고 예방에 방책을 세우는 일이 된다. 통증이 심하다고 환부에 주사제를 시행하거나 진통제를 투여하는 것은 도리어 다른 질환을 일으키므로 삼가야 할 것이다.

쇠무릎 뿌리

쇠무릎은 약명으로 우슬이라고 하는데 밭가나 길섶에서 많이 자라는 여러해살이 들풀이다.

사용법 한 번에 8 내지 20그램을 취하여 물 3홉을 붓고 2시간 정도 서서히 끓여서 복용하는데 하루 3번 공복에 마신다.

효능 이 약은 허리부터 무릎, 발목 등의 관절 질환에 탁월한 효력을 나타낸다. 이런 효능들은 관절 부위의 염증을 가라앉히고 혈액 순환을 활발하게 유도하여 울혈이 된 것을 풀어 주고 가벼운

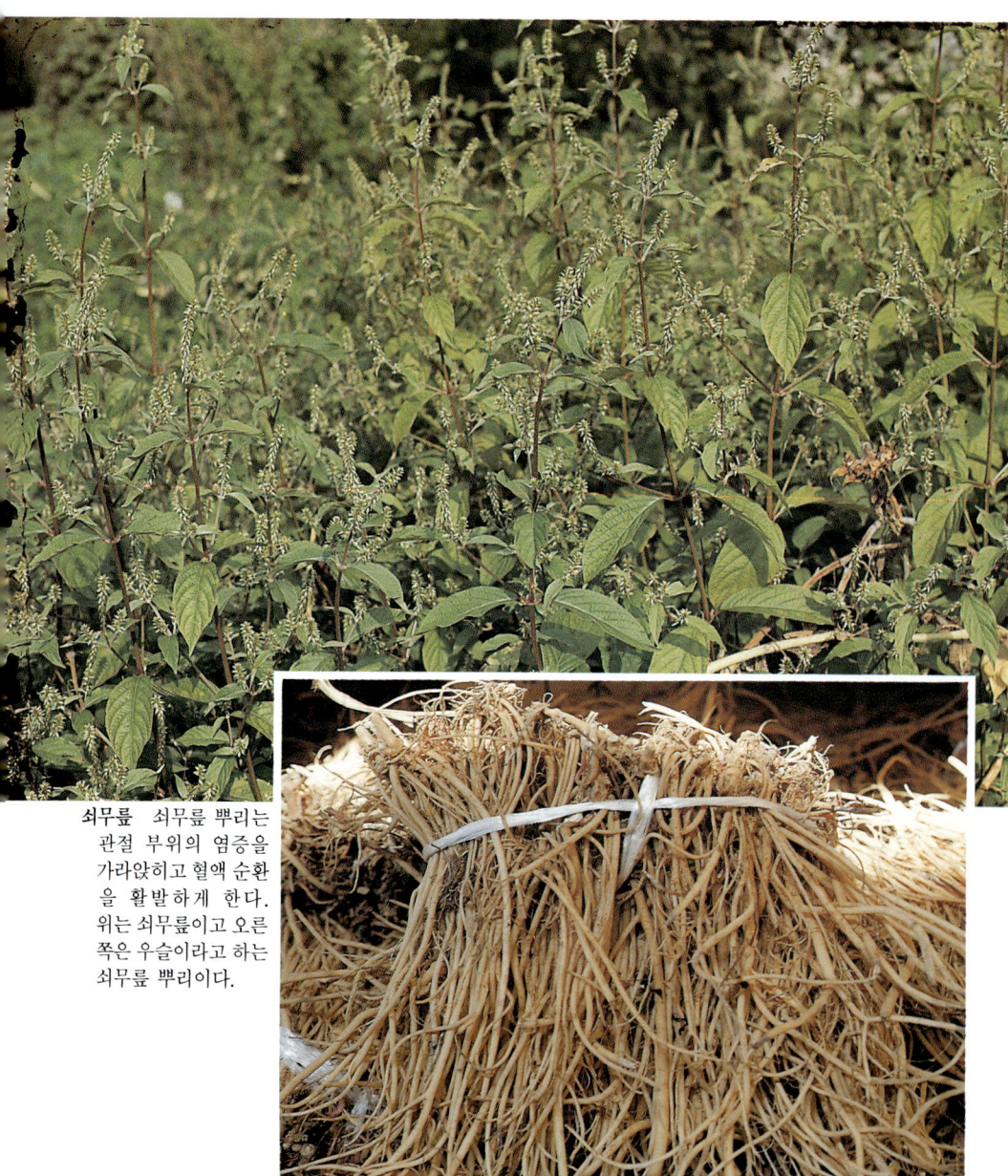

쇠무릎 쇠무릎 뿌리는
관절 부위의 염증을
가라앉히고 혈액 순환
을 활발하게 한다.
위는 쇠무릎이고 오른
쪽은 우슬이라고 하는
쇠무릎 뿌리이다.

이뇨 작용으로 부종을 내려 주기 때문이다. 그래서 요통, 고관절염, 무릎 관절염에 많이 응용되고 있다. 비단 관절염뿐만 아니라 골격과 근육에 힘이 약해지고 굴신이 자유스럽지 못하며 보행 장애와 지속적인 동통에도 다른 약물과 배합하여 큰 효력을 나타낸다.

관절염말고도 통풍, 하지의 마비와 무력증에도 요긴한 치료제가 된다. 단지 월경중이나 임신중에는 복용을 피해야 한다.

지네와 계란 흰자

사용법　지네의 발과 머리를 떼고 곱게 분말로 만들어서 계란 흰자와 섞어서 먹는다. 하루에 지네 7 내지 10마리를 적당량의 계란

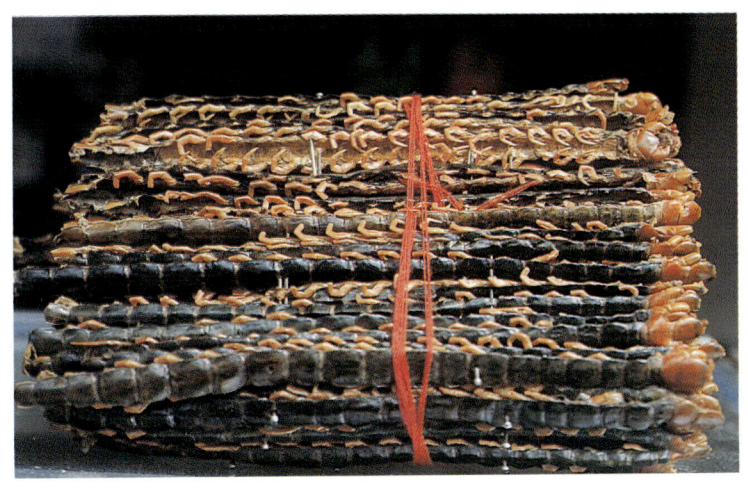

지네　이것은 발과 머리를 떼고 분말로 만들어 사용한다. 결핵균의 발육을 억제시키는 작용이 있으므로 결핵성 관절염에 특히 유효하다.

흰자와 배합하여 빈속에 2번 나누어 먹는다.

효능 실험 결과 이 약은 경련을 가라앉히고 암세포의 발육을 억제시키며 결핵성 질환에 효험을 나타내었다. 이것은 지네 속에 결핵균의 발육을 억제시키는 작용이 있기 때문에 특별히 결핵성 관절염에 효력을 나타낸다.

지네는 닭에 넣어서 고아 먹으면 담이 걸리는 데 효력을 얻는다. 또한 중풍 후유증으로 사지에 마비감이 있거나 경련을 일으킬 때 활용하기도 한다. 이 약을 관절염이나 신경통에 쓰는 것은 진통, 소염 작용으로 효력을 얻기 때문이다. 특히 처방에서 지네와 쇠무릎 뿌리를 1:2의 비율로 배합해서 복용하면 더 좋은 반응을 얻는다.

초오풀과 명태눈

초오는 우리말로 놋젓가락 나물이라고 부르는데 미나리아제비과에 속한 맹독성의 식물이다. 이 뿌리는 2뿌리만 생것으로 먹어도 현장에서 토혈을 하면서 즉사한다. 그러나 이 식물의 지상부인 잎이나 줄기에는 그와 같은 독성 물질이 있기는 하나 약하다.

사용법 이 약은 채취 뒤에 건조시켰다가 가루로 만들고 명태눈도 가루를 만들어서 1:10의 비율로 배합하여 끓인다. 다시 말하면 초오잎 가루 10그램과 명태눈 가루 100그램에 물 1리터를 붓고 3시간 정도 끓여서 달인 물을 별도로 받아 놓고 남아 있는 찌꺼기를 또다시 재탕하여 달여 첫번째 물과 혼합한다. 이 물을 또 끓여서 고약 상태로 만들고 찌꺼기는 말린 뒤 분말로 만들어서 농축시킨 고약 상태의 것과 합하여 가루를 낸다. 이것을 하루 3번, 한 번에 3그램씩 공복에 먹는다.

초오는 독성이 강하므로 명태눈과 배합하여 복용하는데 진통 효과와 소염 작용으로 관절염에 활용한다. 초오풀은 시판하는 것이 없으므로 직접 채취해서 써야 한다.

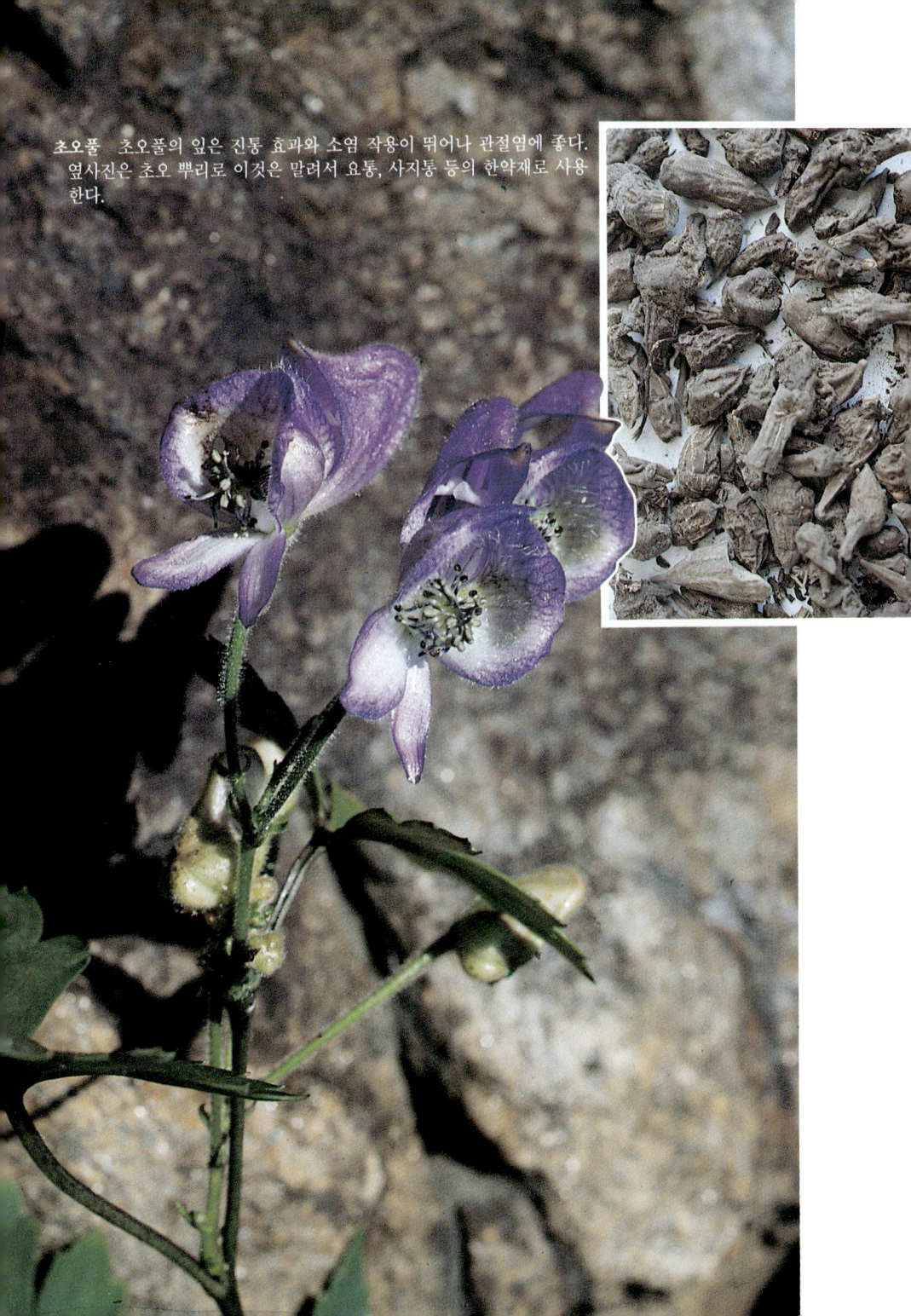

초오풀 초오풀의 잎은 진통 효과와 소염 작용이 뛰어나 관절염에 좋다. 옆사진은 초오 뿌리로 이것은 말려서 요통, 사지통 등의 한약재로 사용한다.

율무와 청미래덩굴 뿌리

사용법 율무 15그램, 청미래덩굴 뿌리 10그램을 한 번 먹을 용량으로 하여 물을 붓고 2시간 정도 끓인 뒤 달인 물을 공복에 마신다.

효능 율무는 비만 체질로서 거동이 불편하고 굴신이 자유스럽지 못하여 관절이 붓고 통증이 계속되는 사람에게 유효하다. 그리고 관절 부위의 발열 증상을 내리며 소변의 배설량이 적고 소화 장애를 겸한 환자에게 자주 쓰인다.

이 약은 관절의 염증을 제거할 뿐만 아니라 가벼운 이뇨 작용으로 부종을 다스리고 근육 운동과 함께 골격 세포의 재생력도 높여 주므로 효력을 나타낸다.

특히 관절에서부터 시작하여 장딴지 근육이 땡기고 계단을 걸을 때에 시리며 맞히는 아픔을 갖고 있는 사람에게 특효가 있다. 실험에 의하면 이뇨, 소염 작용과 진통 효과가 인정되었고 암세포의 발육을 억제시킨다.

청미래덩굴 뿌리는 토복령이라고 하는데 관절염으로 사지 관절의 부종과 동통 그리고 굴신을 자유스럽게 하지 못할 때에 진통, 소염 효과를 나타낸다.

화상

불이나 뜨거운 물체에 의하여 피부에 손상을 입은 것으로 홍반을 일으킨(1도 화상) 것, 물집이 생긴(2도 화상) 것, 괴사 상태(3도 화상), 탄화(4도 화상)로 구분한다. 상처의 크고 작음에 따라 문제가 되는데 상처 부위가 몸 전체의 3분의 1이상에 달하면 생명에 위험을 초래하거나 충격을 받아서 혼수 상태가 된다.

환부가 화끈하며 열감을 심하게 느낄 때에는 냉찜질을 하며 냉수를 마시면 해독 효과와 해열 작용을 얻는다. 한방에서는 해열, 해독 작용을 나타내는 내복약과 함께 외용약을 사용한다. 여름에는 수박 속의 빨간 것을 환부에 붙여서 열을 내리고 상처를 치유한다.

지렁이와 설탕

사용법 살아 있는 지렁이를 깨끗한 물속에 넣어 두면 입으로 내용물을 토해 낸다. 이것을 몇 차례 하고 물로 씻어 깨끗하게 한다. 지렁이와 설탕을 각각 20그램으로 하여 참기름을 넣고 지렁이가 녹을 때까지 끓인다. 그 뒤 달인 물을 잘 보관하였다가 가제에 묻혀 환부에 붙인다. 하루에 한 번씩 며칠 반복하면 치유된다.

효능 지렁이는 해열 작용이 현저한데 이 반응은 체온 조절 중추에 작용하여 열의 발산을 증가시키므로 체온이 내리는 것이다. 그리고 혈압을 내리고 경련을 가라앉힌다.

피부 궤양에 지렁이와 설탕을 2:1의 비율로 배합하여 위와 같은 방법으로 하루 몇 차례 사용하였더니 진물 흐르는 것이 줄어들었고 상처 주위를 소독할 필요가 없었다. 300명의 환자를 대상으로 치료하였는데 모두 탁월한 효험을 얻었다는 임상 보고가 있다.

장군풀 뿌리 술

장군풀 뿌리를 약명으로는 대황이라고 하는데 그 맛이 쓰고 약성은 차다. 이 뿌리는 강한 듯하면서도 쉽게 빻아지므로 가루로 만들기 쉽다.

사용법 이 약을 곱게 가루로 만들어서 소주에 진하게 갠 뒤 환처에 붙이면 염증과 열, 진물 흐르는 것이 없어지며 새살이 돋게 된다.

효능 위와 같은 반응은 다른 약에 비하여 훨씬 강하므로 동상에

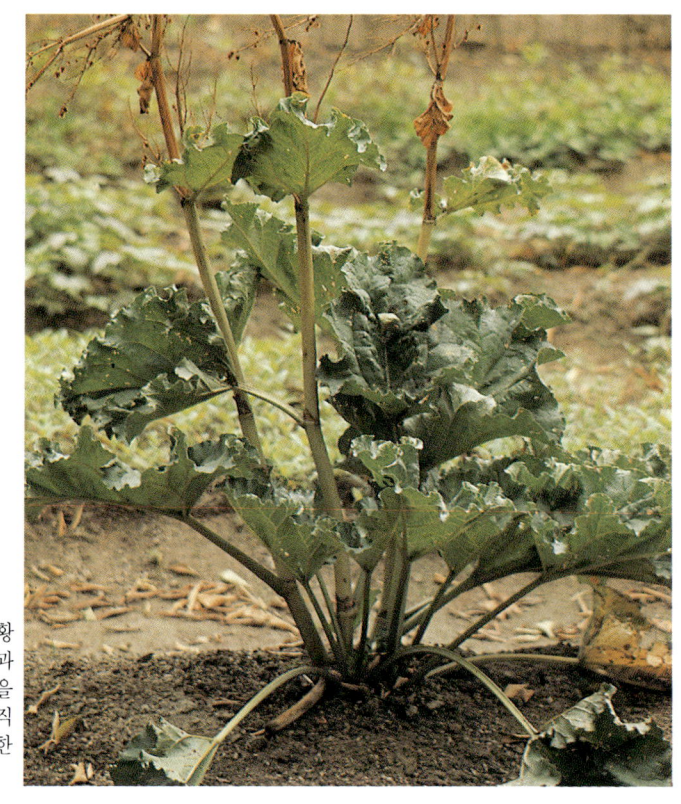

장군풀 이 풀의 뿌리는 대황이라고 하는데, 항균 효과가 뛰어나다. 화상에 열을 제거하며 새로운 피부 조직 세포의 재생력을 촉진한다.

도 많이 활용된다. 그리고 항균 작용이 뛰어나되 그람음성균과 그람양성균의 발육을 억제시키며 다른 수종의 세균에서도 항균 효과가 인정되었다.

끓는 물에 데었을 때에도 이 약으로 쉽게 치유된다. 또한 이 약을 꿀에 개서도 쓸 수 있는데 이때는 통증을 참을 수 없고 벌겋게 달아오른 것이 심할 때에 효과를 본다.

이런 효능은 환처에 열을 제거하면서 세균 침습을 막고 진액의 흐름을 감소시키며 새로운 피부 조직 세포의 재생력을 촉진한다.

참조개 껍질과 참기름

사용법 참조개 껍질을 불에 벌겋게 달구어서 곱게 가루로 만든 다음 참기름을 끓여 이 약과 같이 혼합한 뒤 고약 형태로 되면 환처에 바른다.

효능 이 약은 수분의 흡수력이 강하여 상처 부위에 진물이 계속 흐르는 것을 방지하고 열을 내리면서 염증을 가라앉히는 효과가 있다. 주로 끓는 물에 데었을 때에 자주 응용된다.

된장

벌에 쏘였을 때에도 된장을 바르지만 화상에도 된장을 바르면 수포가 생기지 않고 쉽게 치유된다. 된장은 열을 내리면서 독성을 풀어 주기 때문에 치유 효과를 보고 또한 살균 작용으로 간접적인 효력을 얻는다.

동상

추운 곳에서 생활하는 사람이나 겨울에 등산, 행군 등을 할 때에 손과 발이 벌겋게 부풀어 오르면서 가렵고 통증이 있으며 심할 때에는 파열되어 진물이 흐르고 궤양 형태를 띤다.

이 증상은 더운 방에 들어가면 더 가렵고 발가지면서 은근한 통증이 이어진다. 민간에서는 찬 콩 속에 환부를 묻고 있으면 효과를 얻는다고 하나 이것은 잘 치유되지 않는 방법이다.

전복 껍질과 참기름

사용법 전복 껍질을 약명으로는 석결명이라고 부른다. 이것을 생으로 쓰는 것이 아니라 고열에 벌겋게 달구었다가 곱게 가루를

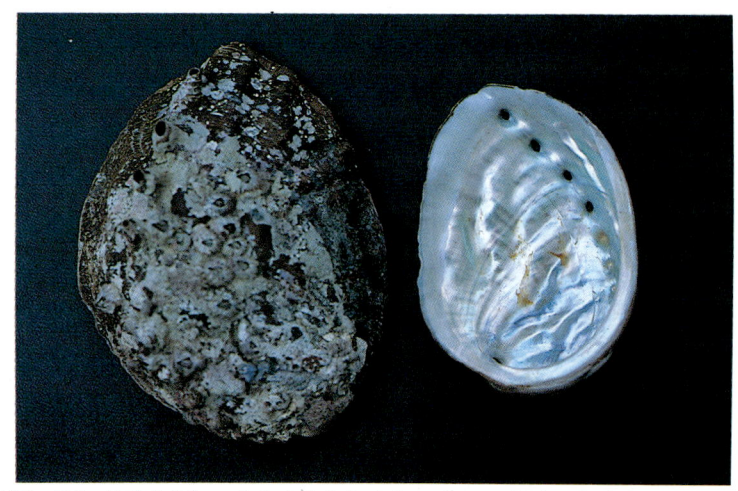

전복 껍질 석결명이라고 하며 수렴성이 강하고 피부 조직 세포의 재생을 촉진시킨다. 그러면서 염증을 가라앉히고 열을 제거하므로 동상에 효과가 있다.

내서 참기름에 개어 고약 상태로 되면 상처 부위에 바른다.

효능 이 약은 고열 처리를 하였을 때에 간기능의 항진 작용과 안질환 치료에 유효한 약이다. 외과적으로 사용했을 때에는 수렴성이 강하여 진물이 흐르는 것을 감소시키고 피부의 조직 세포에 재생 작용을 촉진케 한다. 그러면서 염증을 가라앉히고 열을 제거시키므로 효력을 얻게 한다.

마늘

사용법 마늘의 속살을 찧어서 이것을 동상이 걸린 부위에 붙여 하루가 경과되면 또다시 붙인다. 그러면 쉽게 치유될 뿐만 아니라 그 다음해에도 재발하는 것을 막을 수 있다.

효능 이런 효능에 대하여 과학적으로 밝혀진 것은 없으나 항균 작용이 현저하여 세균의 침습을 방지하면서 염증을 서서히 가라앉히며 조직 세포의 재생에도 관여한다.

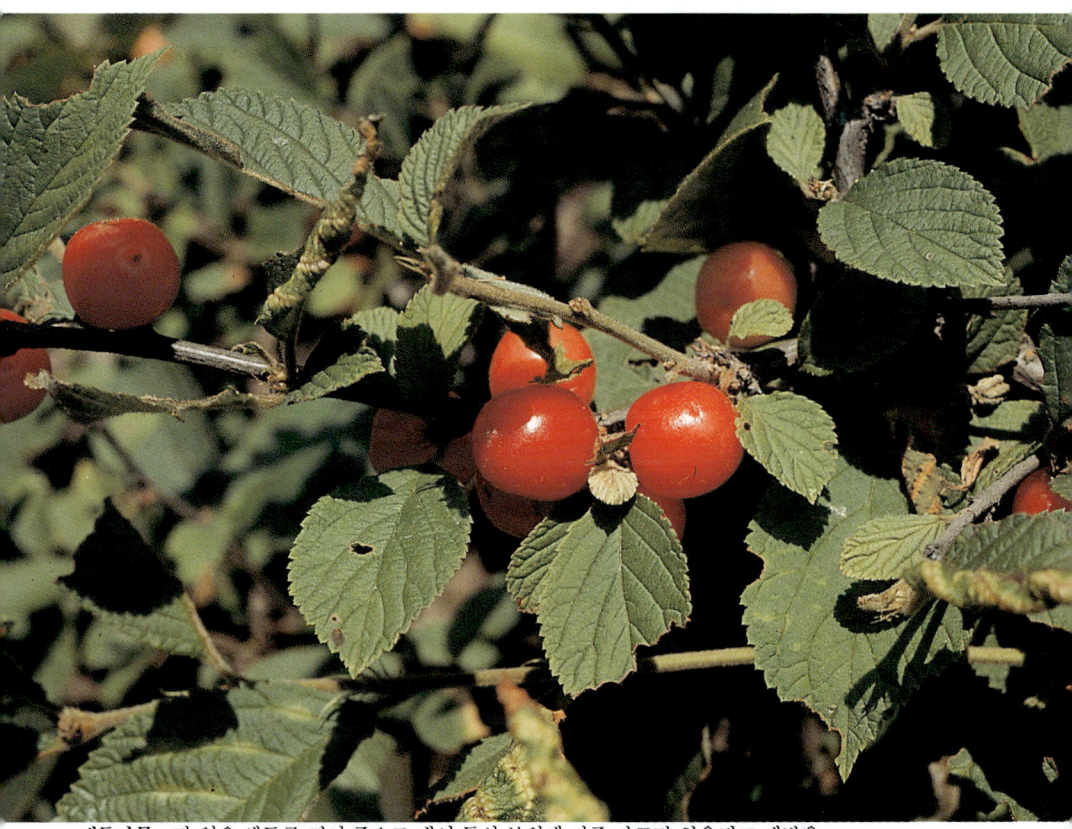

앵두나무 잘 익은 앵두를 찧어 즙으로 내서 동상 부위에 자주 바르면 치유되고 재발을 방지한다. 앵두즙을 보관할 때는 그릇에 담아 땅속에 묻는 것이 좋다.

앵두즙

사용법 잘 익은 앵두를 찧어서 즙으로 내었다가 동상 부위에 자주 바르면 치유가 되고 재발을 방지한다.

효능 과학적 근거보다는 조상들의 효험을 바탕으로 하여 시험해 보면 신통력을 발휘하는 약이다. 앵두즙을 보관할 때는 그릇에 담아 땅속에 묻는 것이 바람직하다.

눈의 충혈

안과 질환은 매우 다양하여 결막염, 홍채염, 누낭염, 백내장, 녹내장, 안저 출혈, 다래끼 등으로 원인 치료를 해야만 근치된다.

여기서는 결막염으로 눈에 충혈이 되는 것과 타박상이나 이물질이 눈에 들어가서 벌겋게 충혈된 것을 치료하는 요법들이다.

멧돼지 쓸개

사용법 눈에 충혈을 자주 일으키거나 급성 결막염으로 안질환 증상이 심하여 눈을 감고 뜨기가 어려우며 시력에 이상을 초래할 때에 멧돼지 쓸개 1그램을 따뜻한 물에 타서 한 방울씩 눈에 넣어 주면 증상이 좋아진다.

효능 이 약은 염증을 없애 주고 혈액 순환을 촉진시키면서 열을 내리고 항균 효과를 나타내므로 효력을 얻게 된다.

멧돼지 쓸개 해열, 항균 효과가 있어 눈의 충혈이나 시력에 이상을 초래할 때에 좋다.

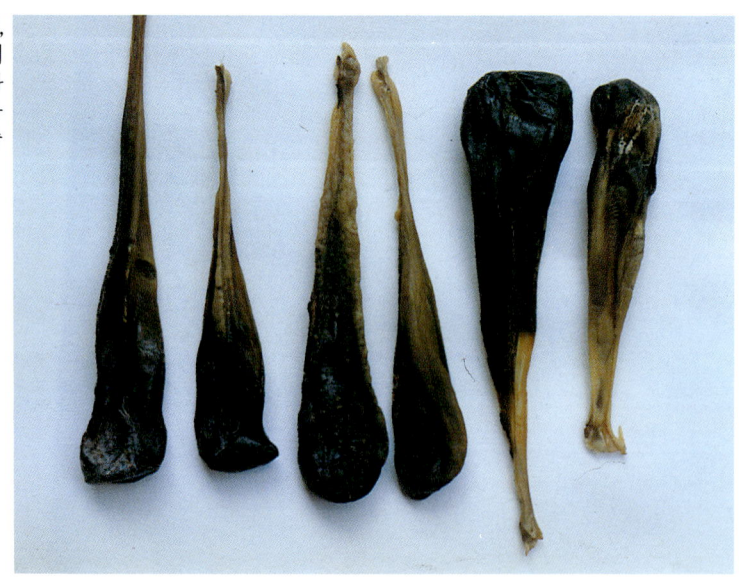

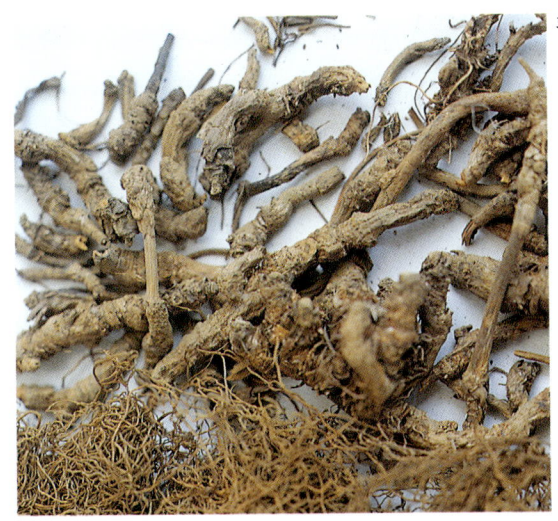

황연 뿌리 모든 세균에 대하여 항균 작용이 강하며 염증을 제거한다. 또한 항염증 작용이 신속하여 안과 질환에 치료 효과를 나타낸다.

황연 뿌리

사용법 이 약은 중국이나 일본에서 생산되는데 우리나라에서는 수입을 하여 약으로 쓰고 있다. 이 약에 물을 붓고 1시간 정도 끓여서 식힌 다음 그 물을 눈에 넣으면 곧 치유된다.

효능 황연은 색이 노랗고 맛이 쓰며 약성은 한약이다. 이 약은 모든 세균에 대하여 항균 작용이 강하고 염증을 제거하는 데 탁월한 효과가 있다. 또한 열을 내리는 작용도 다른 약과 비교가 안 될 만큼 우수하다.

특히 용혈성 연쇄상구균, 폐렴균, 황색 포도상구균, 콜레라균에 대하여 그 작용이 강하며 혈압 강하 작용과 혈관 확장 작용으로 피의 흐름을 빠르게 유도하며 항염증 작용이 신속하여 안과 질환에 치료 효과를 나타낸다.

변비

변비는 대변이 오랜 시간 동안 결장 안에 정체되어 배설되지 못하는 것이다. 건강한 사람은 매일 대변을 보지만 2, 3일 또는 1주일에 한 번씩 보면서 고통을 느끼는 것이 바로 이 증상이다.

원인은 음식물과 관계가 깊고 수분 섭취를 적게 할 때에 생기며 장관의 근육 운동이 줄어들었거나 오래도록 앉아서 생활하는 이들에게도 많이 나타난다. 그러나 병을 앓고 난 뒤의 허약증과 노인성으로 진액이 감소되고 기운이 허약해서 배변을 잘 못하는 때도 있다. 그리고 대장의 경련으로 오는 경우도 있으며 위궤양, 십이지장궤양, 담석증, 부인병 질환에서도 많고 정신적인 요인으로는 불안, 근심, 불쾌감 등으로 발병한다.

고혈압이나 동맥경화증 환자에게 변비가 있을 때에는 용변할 때 지극히 조심을 하지 않으면 뇌졸증을 일으키게 된다. 노폐물의 배설은 결국 새로운 영양 물질의 흡수력을 높이는 것으로 변비의 치료는 건강체를 유지하는 근본이 된다.

장군풀 뿌리

사용법　하루에 40그램의 용량으로 하여 물 1리터를 붓고 2시간 끓여서 식사하기 1시간 전에 하루 3번으로 나누어 복용한다.

효능　이 약에 들어 있는 에모딘, 크리소파놀 성분은 대장 속에서 수분의 양을 증가시키고 장관에 연동 작용을 활발하게 이끌므로 자연스럽게 변비를 치유하게 된다. 그러나 기력이 떨어지고 몸이 차며 혈압이 낮은 사람은 복용을 삼가는 것이 좋다. 또한 지나친 용량은 도리어 설사를 일으킬 수가 있으나 적은 양은 건위, 소화 작용을 한다.

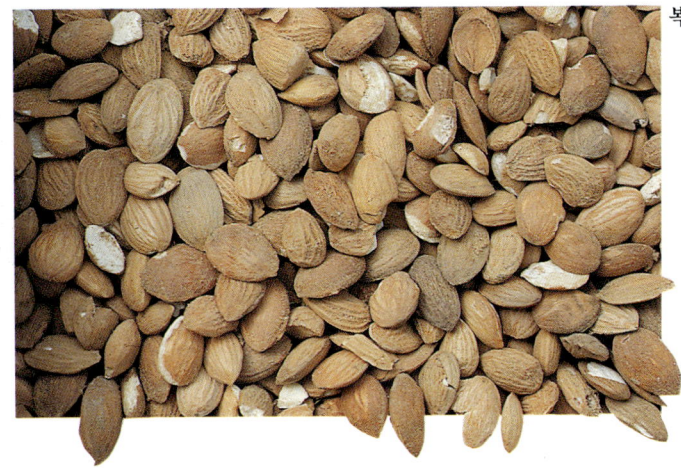

복숭아씨 식물성 기름이 많이 들어 있어 장의 연동 작용을 촉진시키므로 배변을 용이하게 한다.

복숭아씨

사용법 이 약은 겉껍질과 끝이 뾰족한 부위를 떼어 버리고 써야 한다. 대개 하루 3번, 한 번에 5 내지 10그램을 찧어서 공복에 물과 같이 마시는데 때로는 이것으로 죽을 쑤어 먹기도 한다.

효능 복숭아씨에는 식물성 기름이 많이 들어 있어서 이것을 먹으면 장관 안에 습기를 많게 하며 장의 연동 작용을 촉진시키므로 배변을 용이하게 유도한다. 특히 타박상으로 울혈이 되어 변비가 생겼을 때 아주 좋다. 곧 혈액 순환 개선과 변비를 풀어 주는 효과 때문이다. 단지 임신부는 복용을 피해야 한다.

나팔꽃씨

사용법 잘 익은 씨를 곱게 가루로 만들어서 한 번에 3그램씩 하루 2번 식사 전에 따뜻한 물과 함께 마신다.

효능 이 약 속에 들어 있는 팔비틴이란 성분은 장관 안에서

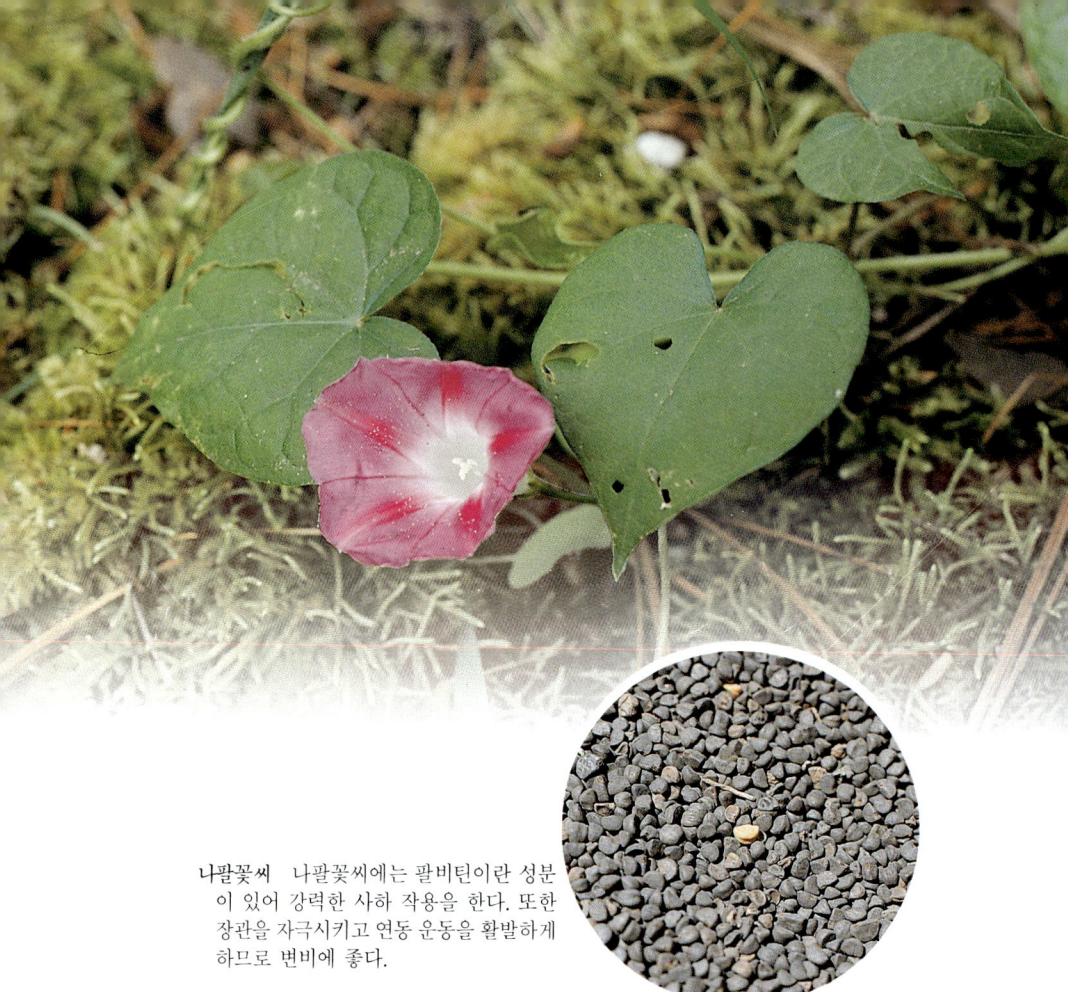

나팔꽃씨 나팔꽃씨에는 팔비틴이란 성분이 있어 강력한 사하 작용을 한다. 또한 장관을 자극시키고 연동 운동을 활발하게 하므로 변비에 좋다.

강력한 사하 작용을 나타낸다. 이런 반응은 이 성분이 장내에서 담즙이나 장액의 분해 산물을 만나면 장관을 자극시키고 연동 운동을 활발하게 하며 결국은 설사를 일으킨다. 설사를 일으킬 때에는 혈당에 격렬한 변화가 없고 이뇨 작용을 나타낼 뿐이다.

　　나팔꽃씨를 물이나 알코올에 담갔을 때에는 모두 설사를 일으켰고 물로 끓였을 때는 그 작용이 나타나지 않았다.

유방염

유즙이 분비되는 관이 막히거나 도중에 어느 곳의 이상으로 유즙이 울체되며 염증을 일으킨 것이다.

급성 화농성 유방염은 울체된 것이 오래 되어 그동안 세균의 감염을 일으킨 것으로 고열과 발적 그리고 통증이 심하다. 만성 유방염은 급성이 진행되어 경과된 것으로 붓고 아픈 것이 특징이다.

제비꽃잎

제비꽃은 일명 반지꽃, 오랑캐꽃이라고 부르는데 4월에 자색 꽃이 핀다.

사용법 채취한 뒤 건조시켜서 분말로 만들고 식초에 개어서 환부에 붙인다. 이 약은 작고 힘이 없어 연약해 보이지만 열을 내리고 부종을 제거하며 염증을 식혀 준다. 또한 식초를 넣지 않고 생으로 찧어서 환부에 붙여 염증을 다스리기도 한다.

효능 약효 성분을 보면 사포닌과 후라본 계통의 물질과 세로틱 애시드가 들어 있다. 그러나 일반 화농성 염증 질환을 비롯해서 종기, 악창, 유방염에 신통한 반응을 일으킨다. 이런 효능은 시판하는 항생 물질을 투여해도 치유되지 않는 질환까지 빠른 시일 안에 효력을 나타낸다.

이 밖에도 장염, 이질, 인후염, 황달 등에도 활용된다.

구릿대 뿌리와 참기름

사용법 구릿대 뿌리는 약명으로 백지라고 하는데 이 약을 태워서 재로 만들고 가루를 내서 참기름에 개어 환부에 자주 붙인다. 또는 가루로 내서 식초에 개어 환부에 붙인다.

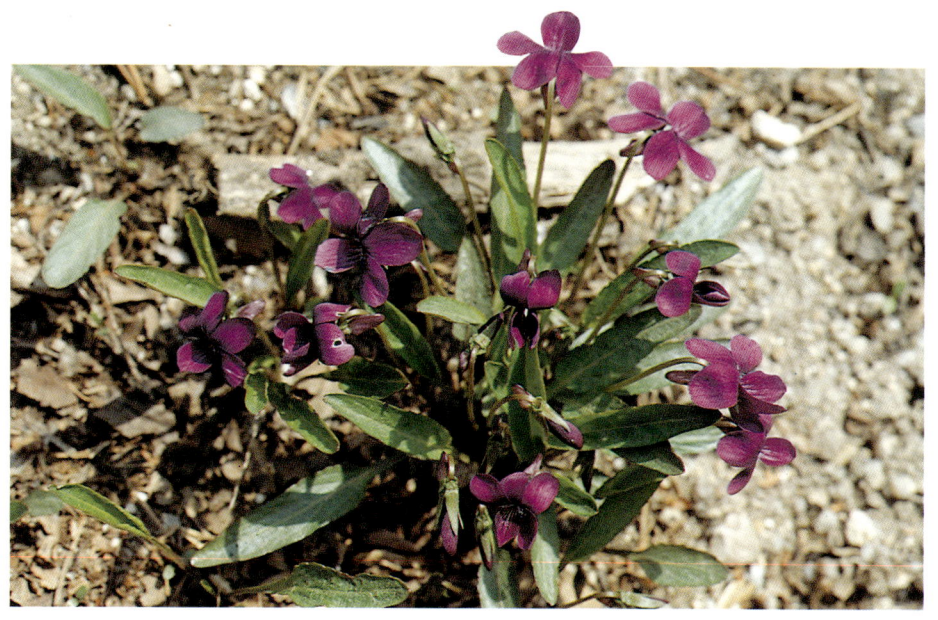

제비꽃 제비꽃잎은 건조시켜 분말로 만들
　어 사용한다. 열을 내리고 부종을 제거하
　며 염증을 다스리는 데 좋다.(위)
구릿대 구릿대 뿌리는 백지라고 하는데
　가루로 사용한다. 진통 효과와 부종을
　내리며 배농 작용을 하므로 유방염에
　좋다.(오른쪽)

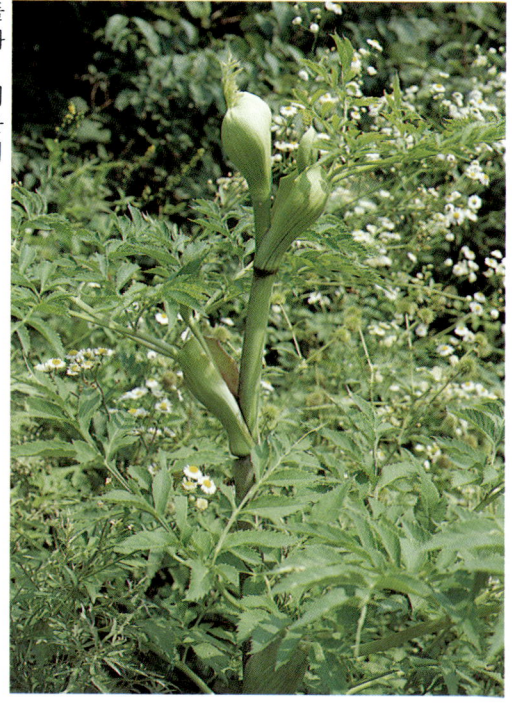

효능 실험에서는 항균 작용이 나타났는데 진통 효과와 부종을 내리는 작용도 인정되었다. 그러므로 두통과 치통, 3차 신경통 등에 응용된다. 그러나 이와 같은 작용말고도 염증을 없애는 효능이 있어서 종기로 발적이 심하고 열이 나면서 통증을 일으키는 증상에 유효한데, 만약 화농이 되었을 때에는 농독을 제거하는 배농 작용이 있다. 그러므로 유방염의 염증과 통증을 없애는 작용을 한다.

나리 뿌리

사용법 5월에 희게 피는 나리의 뿌리를 약명으로 백합이라고 부르는데 이 약을 생으로 찧어서 환부에 붙이기를 하루에 2번씩 되풀이한다.

효능 본래는 폐결핵에 해소와 토혈이 있을 때에 쓰이는 약이지만, 유방염에 사용하면 염증을 제거시키므로 부종과 발적, 발열과 동통증이 없어진다.

월경 불순

매달 있게 되는 생리가 불규칙하여 예정일보다 빠르거나 또는 늦어지는 것을 생리 불순, 월경 불순이라고 부른다. 이 질환은 호르몬의 균형이 깨진 상태에서 많이 발생하고 정신적인 충격, 자궁 발육 부진, 난소의 기능 장애, 영양 장애 등에서도 나타난다. 그러나 자궁 근종, 자궁 내막염, 기능성 출혈, 갱년기 출혈증 등으로 생리가 불규칙하게 나타날 수 있다. 이러한 병증에서는 그 질환을 치료해야 정상 생리를 유지할 수 있다.

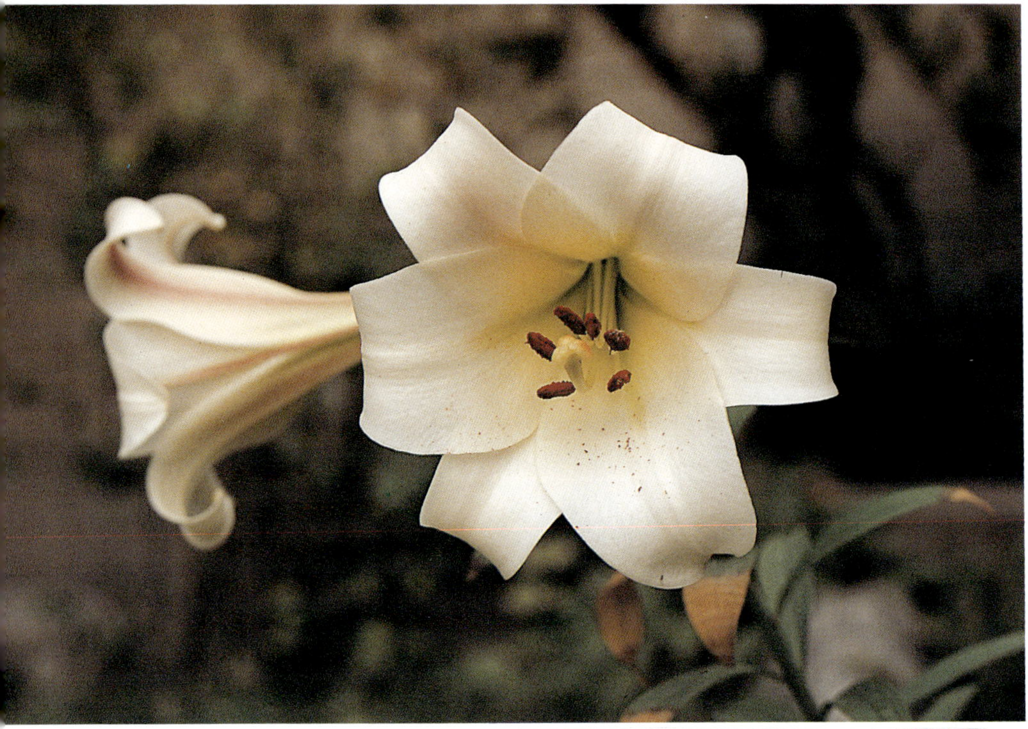

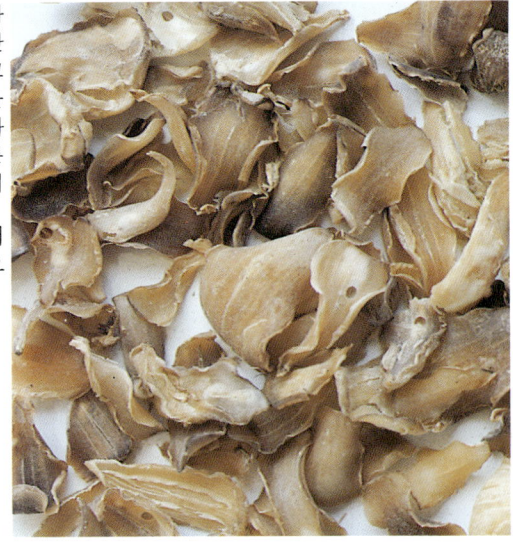

나리　나리 뿌리는 백합이라
고 하는데 생으로 사용한
다. 염증을 제거시키고
부종과 발적, 발열 등을
없애므로 유방염에 유효하
다. 위는 나리꽃이고 오른
쪽은 약재로 된 나리 뿌리
이다.

현호색　진통 효과가 두드러
지며 여자의 생리를 정상으
로 유도한다.(옆면)

현호색과 식초

사용법 이 약을 잘 씻어서 식초에 담가 두었다가 한 번에 2그램씩 하루 3번 공복에 먹든가 가루로 만들어 한 번에 4그램씩 막걸리에 타서 공복에 마신다.

효능 현호색은 비단풀이라고 하여 습기가 있는 낮은 지역에서 많이 자란다. 4월 초에 엷은 남색의 꽃이 핀다. 본래 양귀비과에 속하는 약으로 진통 효과가 두드러지며 생리를 정상으로 유도한다. 특히 생리가 있기 며칠 전부터 복통과 어지럼증이 있고 두통이 심하면서 월경이 고르지 못하고 그 색이 나쁠 때에 사용한다.

실험에서 보면 중추 신경 계통에 작용하여 진통 효과가 있는데 이것은 주로 알칼로이드 성분 때문이다. 그러므로 이 약은 생리통에 현저한 반응을 나타내고 있다. 또한 혈액 순환을 활발하게 하므로 생리를 정상으로 이끌게 한다.

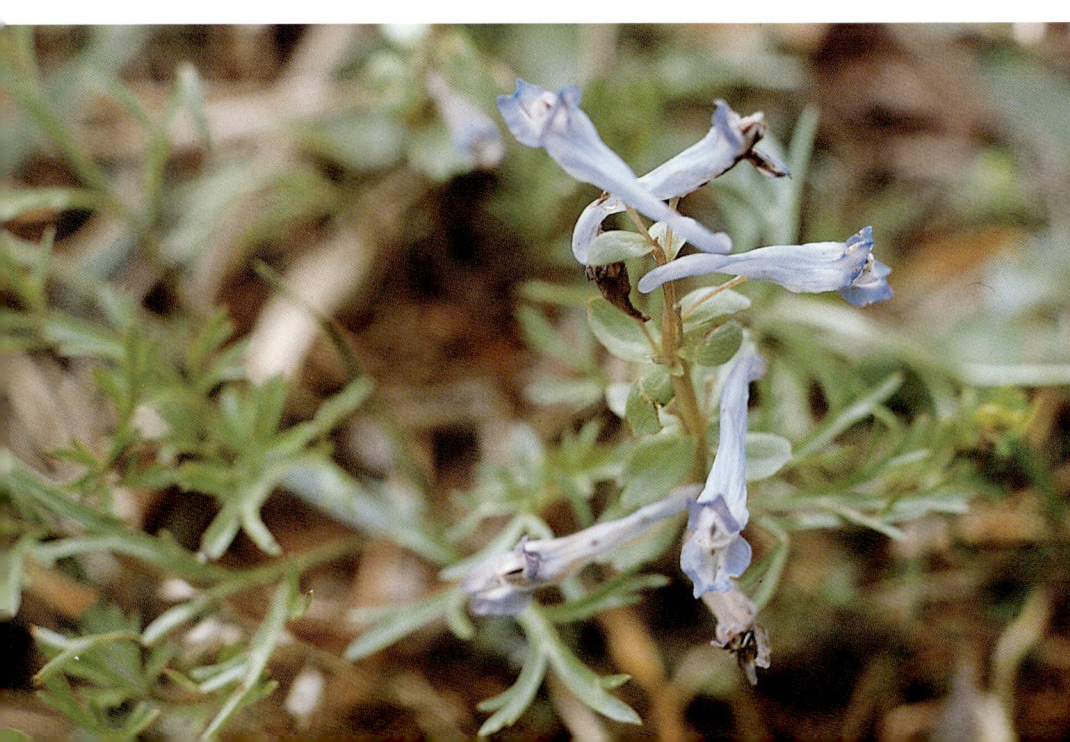

쉽싸리와 익모초

쉽싸리는 산지에서 자라는 여러해살이 초본 식물로 약명은 택란이며 부인병 질환에 좋은 치료제이다.

사용법 쉽싸리와 익모초를 각각 10그램씩 하여 물 세 사발을 붓고 1시간 정도 끓여서 그 달인 물을 한 번에 마신다. 하루 3번 식사하기 1시간 전에 복용한다. 한 번 사용할 수 있는 용량은 12그램부터 24그램까지이다.

효능 쉽싸리는 생리를 정상으로 유도하는 데 현저한 효과를 나타내므로 무월경이나 몇 개월에 한 번씩 생리를 갖는 사람에게 우수한 반응을 보이며 월경통에도 유효하다. 이 약은 혈액 순환을 왕성하게 하므로 울체된 혈액이 빠르게 흐르도록 하면서 원기를 돋게 하므로 허약 체질에 좋은 치료제이다.

쉽싸리 혈액 순환을 왕성하게 하므로 여자의 생리를 정상으로 이끈다.

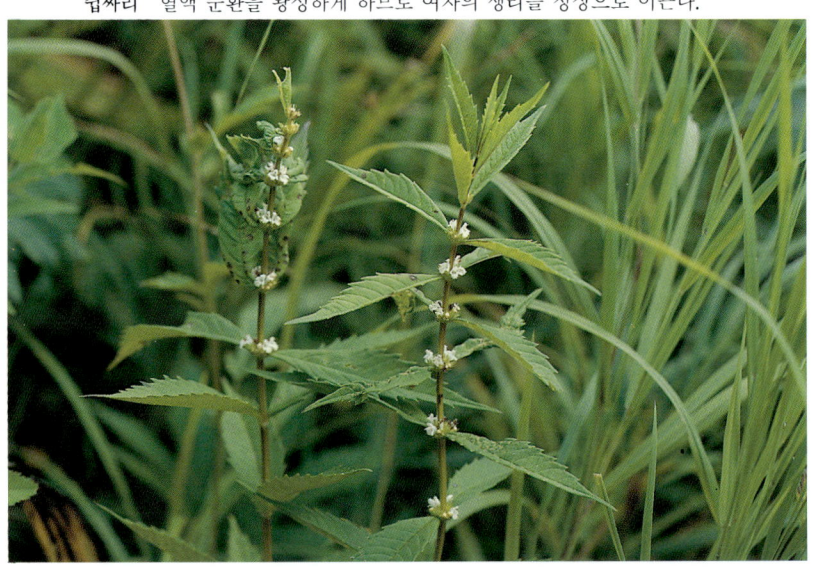

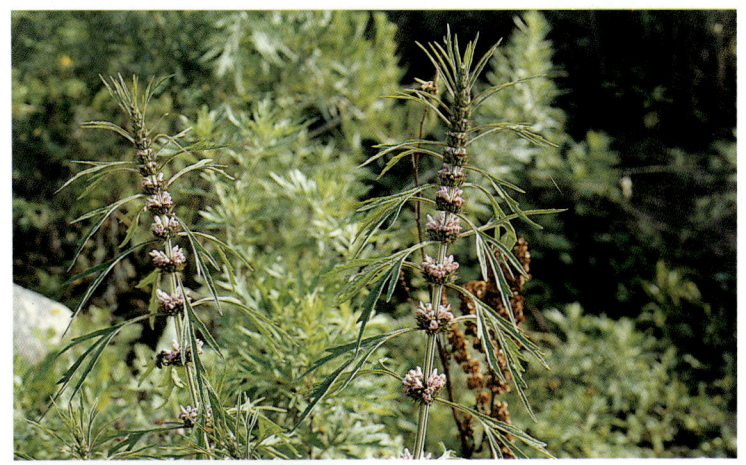

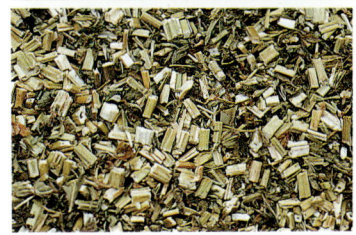

익모초 육모초라고도 하며 자궁에 직접 작용하여 흥분 효과를 나타낸다. 위는 자연 상태의 익모초이고 왼쪽은 약재로 된 익모초이다.

이 밖에도 타박상으로 인한 내출혈에 내복, 외용하고 산후 전신 부종에도 긴요하게 쓰인다.

익모초는 일반적으로 육모초라고 부른다. 이 약은 자궁에 직접 작용하여 흥분 효과를 나타내므로 자궁 근육의 긴장력을 증가시킨다. 그리고 순환기계에 작용하여 혈관 운동을 조절한다. 따라서 생리를 정상적으로 있게 하며 생리통, 산후 자궁 수축 작용, 월경 폐지증 등에 유효한 반응을 얻게 한다. 익모초가 불임증에 쓰인다는 것도 생리 불순인 사람이 이 약을 상복하여 정상 월경을 갖게 되므로 임신을 하게 만들기 때문이다.

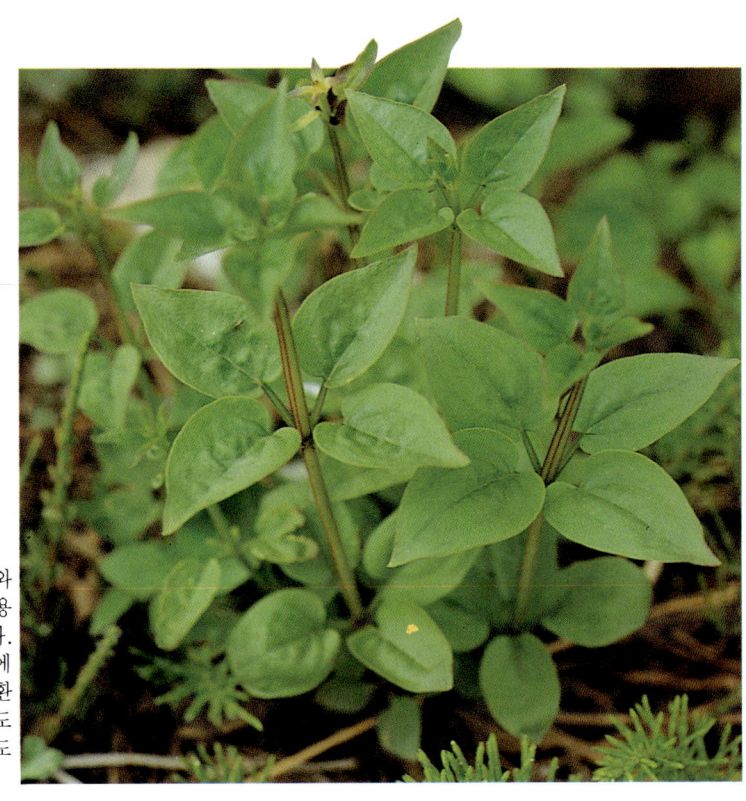

꼭두선이 줄기와 뿌리를 모두 약용으로 사용한다. 뿌리는 체내에 들어가 혈액 순환을 촉진시키기도 하고 지혈 작용도 한다.

꼭두선이 뿌리

이 약은 전국 각지에서 널리 자라는 여러해살이 초본 식물로 약명은 천경 또는 천근(茜根)이라 하며 줄기와 뿌리를 모두 약용한다.

사용법　한 번에 꼭두선이 뿌리 20그램을 물로 달여서 2시간 끓인 다음 공복에 복용한다.

효능　맛은 쓰고 약성은 찬데 체내에 들어가서 혈액 순환을 촉진시켜 월경 폐지증과 예정일보다 항상 늦게 하는 사람에게 효과를 나타낸다. 그리고 타박상으로 인한 내출혈과 부종증에도 활용된다. 지혈시키고자 할 때에는 까맣게 태워서 가루로 만들어 쓰는데 이것은 혈관을 수축시키면서 지혈 작용을 하므로 코피나 소변 때 출혈, 대변 때 출혈증 등에 모두 응용된다.

대하증

이 병은 여자의 자궁에서 흰색이나 담황색의 엷은 액체 또는 끈끈한 분비물이 조금씩 지속적으로 흘러내리면서 냄새가 나고 불쾌감을 느끼게 한다. 환자에 따라서는 가려움증과 순간적으로 뜨거운 느낌 등의 국부적인 증상을 일으킨다. 또한 허리가 아프거나 다리에 힘이 없어지고 하복부 통증을 호소하기도 한다. 이러한 원인은 자궁내막염, 자궁 경관염, 난관염, 자궁 질염 등에서 나타나는데 제일 흔한 것은 자궁 내막염이다.

굴껍질과 가죽나무 뿌리 껍질

이 두 가지의 약은 자궁 내막염이 원인이 되어 대하증을 일으킨데 대단한 효험을 보인다.

사용법 먼저 굴껍질을 불에 달구어서 곱게 가루로 만든 것 8그램과 가죽나무 뿌리 껍질로 가루를 만든 것 16그램을 꿀로 혼합해 환약을 만드는데 녹두알 크기로 한다. 하루 3번, 한 번에 30알씩 공복에 먹는다.

효능 굴껍질은 수렴성이 강하여 분비물의 흡수를 도울 뿐만 아니라 염증을 가라앉히는 데도 기여하기 때문이다. 특히 기운이 허약하고 분비물의 색이 희고 붉게 보일 때에 효력을 나타낸다.

가죽나무 뿌리 껍질은 약명으로 서근백피라고 부르는데 맛은 쓰지만 약성이 차면서 수렴성을 갖고 있다. 대하의 색이 희거나 붉게 보일 때에 활용하는 것은 수렴, 살균, 소염 효과로 치유하기 때문이다.

부인과 질환에는 이 증상말고도 자궁 출혈과 산후 출혈에 유효하며, 최근의 연구로는 자궁 경관의 암종을 억제시키는 데 효력을 얻고 있다고 발표되었다.

접시꽃 뿌리

사용법 정원에 화초용으로 심는 접시꽃은 색이 희며 여름에 꽃이 핀다. 한 번에 20그램씩 물 세 사발을 붓고 2시간 끓여서 식사 1시간 전에 하루 3번 복용한다. 또한 이 꽃을 따서 건조시킨 다음 한 번에 10그램씩 하루 3번 식사하기 1시간 전에 달여서 마시면 효력을 얻는다. 이때 유효 성분이 쉽게 추출되므로 20, 30분간만 끓여야 한다.

효능 대하증으로 분비물에서 냄새가 심하게 나고 옷을 자주 갈아입어야 되는 증상에 염증을 가라앉히면서 농독을 제거하고 살균 작용도 나타내므로 치유케 된다.

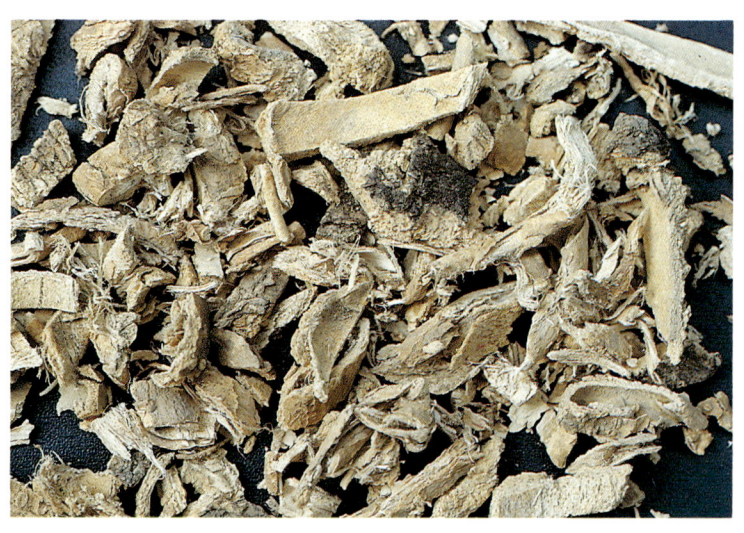

가죽나무 뿌리 껍질 약성이 차면서 수렴성을 갖고 있는 약재이다. 대하의 색이 희거나 붉을 때 사용하면 수렴, 살균, 소염 효과를 나타낸다.

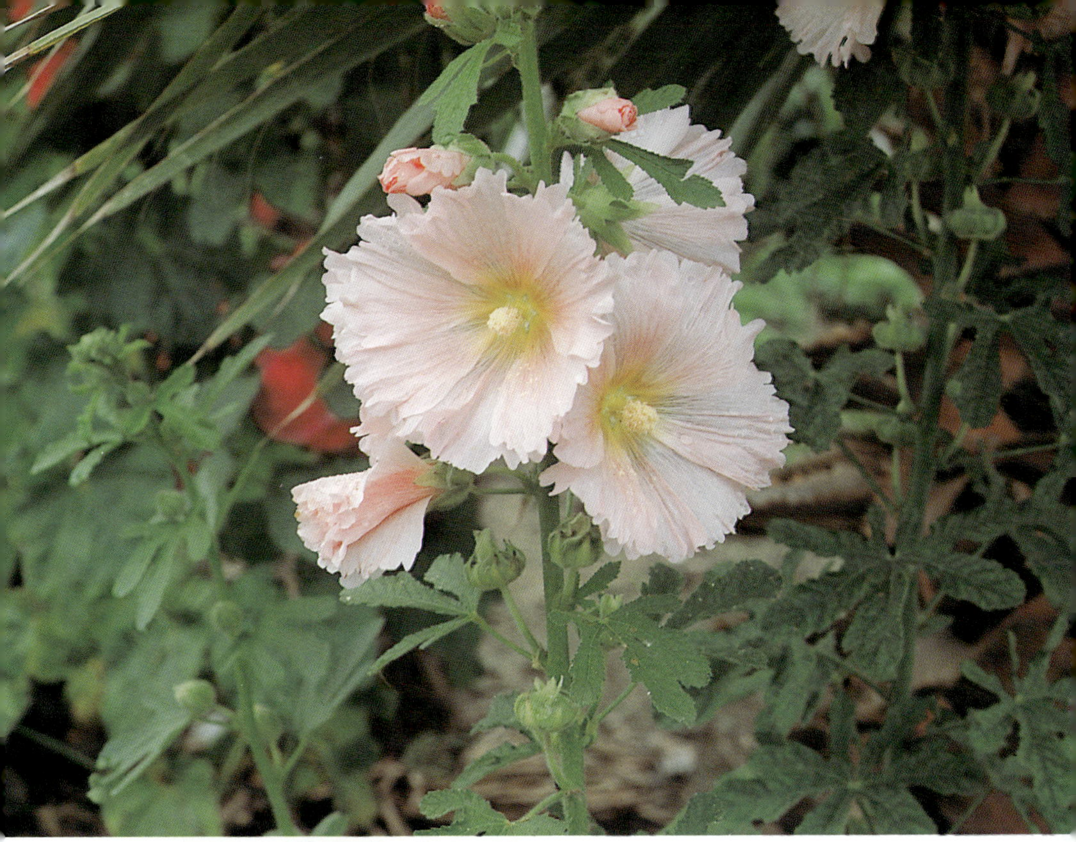

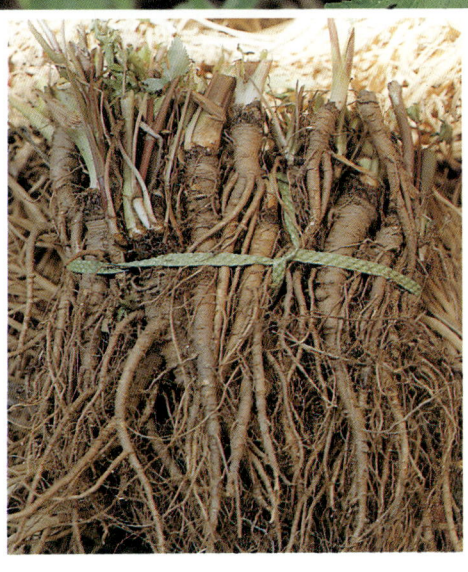

접시꽃 대하증으로 분비물에서
냄새가 나는 경우에 염증을
가라앉히고 농독을 제거하며
살균 작용도 한다. 꽃(위)과
뿌리(왼쪽)를 모두 약용으로
사용할 수 있다.

쑥

사용법 손과 발, 아랫배가 차고 하복부에 냉감을 느끼면서 생리가 불규칙하고 월경할 때 통증을 호소하면서 대하가 심한 사람에게는 하루 3번, 한 번에 20그램씩 달여서 공복에 마시면 효력을 얻는다. 이때 하복부에 쑥으로 뜸을 뜨거나 찜질을 해도 좋다.

효능 실험적으로는 자궁 흥분 작용이 인정되고 있지만, 쑥은 약성이 따뜻하여 체온을 상승시키며 하복부를 덥게 하므로 특별히 월경통과 월경 장애, 대하가 있는 것을 다스린다.

산후 부종

해산을 하고 난 뒤에는 전신 허약증은 물론이고 팔다리를 비롯해서 얼굴과 몸에 부종이 온다. 이것은 체내에 남아 있는 핏덩이들이 밖으로 배설되지 못하고 이뇨 작용 역시 감퇴되어 일어나는 증상이다. 이것은 얼마 안 있으면 없어지지만 때에 따라서는 오래 지속될 때도 있다.

늙은 호박과 꿀(흑설탕)

사용법 늙은 호박의 속과 씨를 버리고 그 안에다 꿀 또는 흑설탕을 넣고 중탕을 해서 먹는다. 또는 이것을 달여서 먹기도 한다.

효능 호박은 맛이 달고 온화한 약성을 가지고 있어 산후에 부족한 영양 물질의 공급과 이뇨 작용으로 전신의 부종이 없어진다. 특히 산모가 하복부에 통증을 일으키면서 소변의 양이 적을 때에 효력을 얻는다.

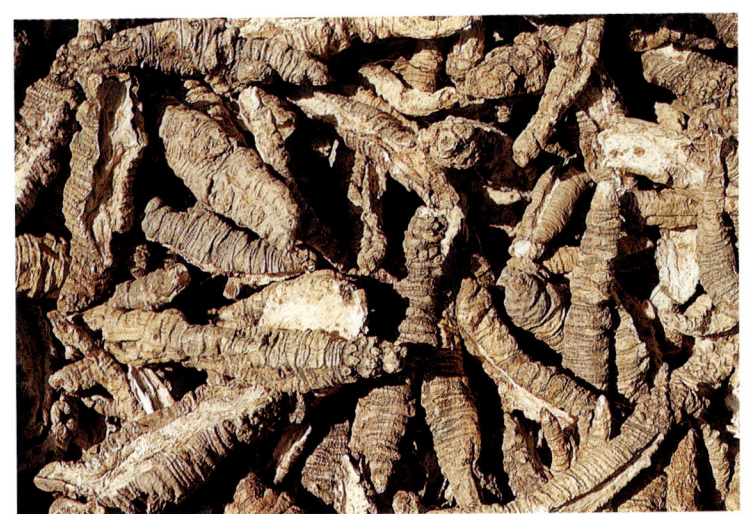

잔대 대하증이나 산후 유즙 분비가 적을 때, 산후 부종을 내려 주는 데 현저한 효과를 나타낸다. 혈압 강하, 항균 작용, 거담 작용 등이 우수하다.

닭과 잔대

사용법 닭 한 마리 삶은 물에다 잔대 300그램을 넣고 2시간 정도 끓여서 그 물을 수시로 마신다.

효능 닭은 산후에 산모의 영양 물질을 공급하고, 잔대는 부종을 내려 주는 데 효력을 얻는다. 잔대의 약성은 서늘하고 맛은 달며 산모가 미약한 열감을 느끼면서 전신이 붓고 소변을 잘 못 보는 증상에 현저한 효과를 나타낸다. 또한 산후 유즙 분비가 적을 때에 활용하고 대하증에 효력을 나타낸다. 약리학적으로는 거담, 혈압 강하, 항균 작용 등이 인정되었다.

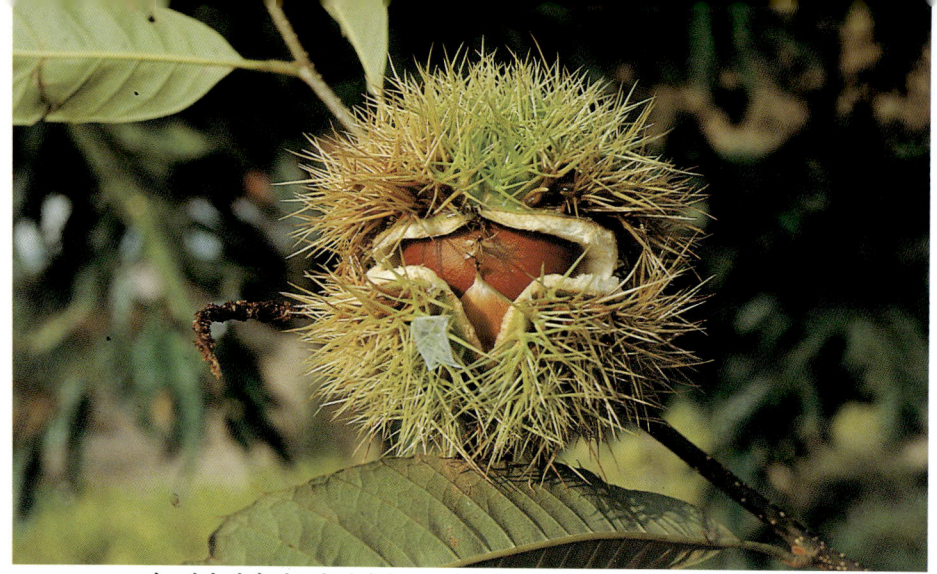

밤 해산 뒤의 해소나 천식에 유효하고 산모의 체력을 상승시키는 데도 효과가 높다.

산후 해소, 천식

산후에는 호흡기 감염으로 극도로 쇠약한 상태에서 밭은 기침을 힘없이 계속하는 때가 있다. 이때에는 진해, 거담제를 투여하는 것이 아니라 허약증을 다스리는 요법이 선행되어야 한다.

밤

사용법　해산 뒤에 숨이 차며 기침을 연발할 때에 밤 15 내지 20개를 껍질을 벗기지 말고 잘게 썰어서 물을 붓고 2시간 정도 끓여서 그 물을 마신다. 이와 같은 방법으로 하루 3번 복용하면 좋은 반응을 얻는다.

효능　밤에는 여러 종류의 영양 물질 곧 단백질 5.7퍼센트, 지방 2.0퍼센트, 탄수화물 60퍼센트, 전분 25퍼센트, 비타민 B 등이 풍부하여 부족해진 산모의 체력을 상승시키는 데 효과가 있고 허리와 다리에 힘이 생기게 하며 **뼈**와 **뼈마디**의 통증을 없애 준다.

도라지와 가물치

사용법 도라지 60그램에 가물치 두 마리와 물을 넣고 1시간 동안 끓여서 그 물을 마신다.

효능 산모가 몸이 부으면서 숨이 차고 가슴이 답답할 때에 쓰면 효과가 빠르다.

도라지는 호흡기도에서 점액의 분비량을 현저하게 증가시키므로 진해, 거담 작용을 나타낸다. 그리고 가물치와 배합되면 영양소의 공급과 함께 가벼운 이뇨 작용으로 해소, 천식에 효험을 보는 것으로 평가할 수 있다.

월경통

생리가 있을 때마다 아랫배가 심하게 아프며 허리가 끊어질 것 같고 두통과 불쾌감이 온다. 그리고 맥이 없으며 우울하고 쉽게 피로하며 입맛이 없고 졸음이 오기도 한다. 이런 증상은 모든 여자들이 공통적으로 가지고 있는 병인줄 알고 치료에 신경을 쓰지 않는 경우가 많다. 또한 격심한 증상을 호소할 때에는 진통제를 투여하여 진정시키지만 근원적인 치료는 아니다.

이 질환은 주로 찬 곳에서 생활하거나 겨울에도 옷을 얇게 입고 다녀서 발병하는 경우가 많고, 자궁 근종, 자궁 내막염, 자궁 유착이나 난소 종양에서도 나타난다. 이때에는 한약 치료로써 쉽게 치유되지만 몇 가지의 민간약으로도 효험을 얻는다.

천궁과 당귀, 생강

사용법 천궁과 당귀를 각각 10그램씩 배합하고 생강을 2그램 넣어서 물 세 사발을 붓고 2시간 끓여서 그 물을 공복에 마신다.

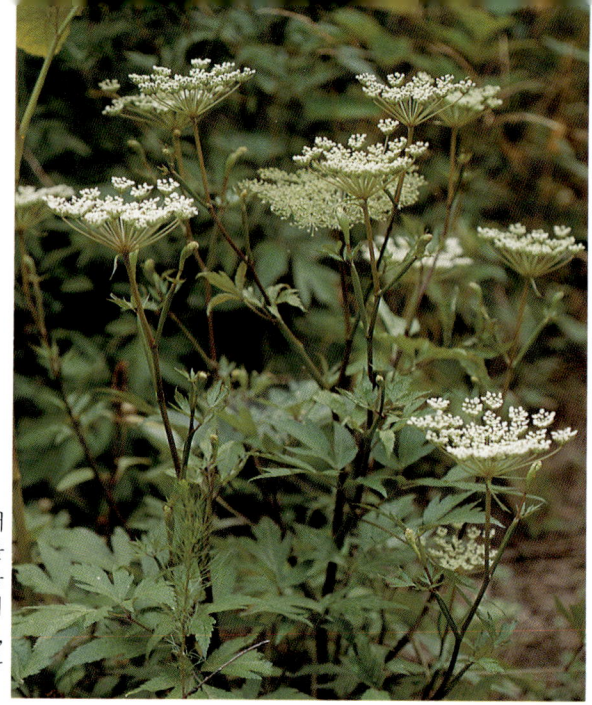

일당귀 보혈제로서
혈관의 수축력을
높이고 자궁 근육
의 발달을 촉진시
킨다. 또한 진정,
소염 작용도 나타
낸다.

효능 천궁은 중추 신경 계통에 작용하여 진정 효과를 나타내지
만 자궁 근육에서는 확장력을 높여 주고 수축 작용을 증강시켜서
자궁 기능을 항진시킨다. 그러면서 혈액 순환을 활발하게 유도하므
로 월경통, 산후 복통, 산후 어지럼증, 임신 복통 등을 모두 해소시킨
다. 특히 당귀와 배합되었을 때에는 그 기능이 몇 배 증가한다.

　당귀는 보혈제로서 혈관의 수축력을 높여 주고 피의 흐름을 신속
하게 하므로 자궁 근육의 발달을 촉진시킨다. 그러므로 자궁의 발육
부전, 월경통, 월경 불순에 현저한 반응을 보이며 진정, 소염 작용도
나타낸다.

　실제 임상 증례에서 보면 당귀 20그램, 홍화 10그램을 50퍼센트
의 알코올 약 50밀리리터에 넣고 48시간이 경관된 뒤 다시 알코올
100밀리리터를 넣는다. 이것을 매일 3번 식사한 1시간 뒤에 3밀리
리터씩 복용하는데 생리 때에는 약을 먹지 않았다. 그 결과로 생리

통이 심하고 월경이 불규칙하며 자궁의 발육이 완전치 못했던 54명의 환자가 모두 유효성을 보였다.

생강은 하복부의 냉증을 제거시키면서 정상 생리를 간접적으로 유도하는 작용을 한다.

구절초와 쑥, 밤, 생강

사용법 가을에 구절초를 채취하였다가 건조시킨 다음 약으로 사용한다. 먼저 구절초 600그램에 물을 1시간 끓인 뒤 약 찌꺼기를 버리고 그 달인 물에 약쑥 100그램, 밤 50그램, 생강 50그램을 넣고 다시 1시간 전탕한다. 이 달인 물을 하루 3번, 한 번에 50밀리리터씩 식사 30분이나 1시간 전에 복용한다.

효능 구절초는 온화한 약성을 가지고 있어서 하복부의 냉증을 제거하고 자궁의 생리를 정상으로 유도한다. 그러므로 생리통과 자궁 발육 부진, 대하증에 유효한 반응을 일으켜서 생리통을 제거하고 불임증을 치료한다.

이 처방에서 약쑥과 생강은 자궁과 아랫배의 냉감을 해소시키고 생리를 조절한다.

복숭아씨

사용법 복숭아씨의 겉껍질과 뾰족한 부위를 제거하고 약으로 쓴다. 하루 3번, 한 번에 12그램씩 넣고 물을 붓고 2시간 정도 끓여서 식사하기 1시간 전에 복용한다.

효능 이 약은 생리 때마다 출혈량이 적고 허리와 하복부에 통증이 심하며 때로 미열까지 있는 증상에 유효하다. 자궁 내벽에 출혈이 원활치 못하여 오한과 발열이 번갈아가며 나타나고 전신통을 유발하는 때에 파혈 작용으로 배출을 돕고 통증을 완화시킨다. 이 약은 임신중에 금기로 되어 있다.

맺음말

자연에서 생산되는 모든 생물들은 인간에게 삶의 터전을 제공하고 생명을 이어가게 하며 신체적 고통을 덜어 주기도 한다. 하나뿐인 생명을 지키고 병을 치료하는 것은 멀리 있는 것이 아니라 바로 우리의 삶터 주변에서 구해진다는 것을 새삼 느낀다.

자연의 약물은 각기 다른 유효 성분을 함유하고 있는데 이 특효성을 바로 찾아내고 잘 응용할 때에 더욱 강건한 삶을 누리게 되지만 반대로 남용이나 오용했을 때에는 도리어 생명 현상에 균형을 잃게 된다. 그러므로 모든 약물은 치병의 효력을 바로 알고 사용하지 않으면 부작용을 일으켜 죽음에 이르고 만다.

민간약은 주위의 권유를 무조건적인 신뢰나 맹종으로 사용해서는 안 되고 반드시 약물을 전공한 의사와 상의해서 복용하는 것이 가장 바람직한 요법이다. 그리고 모든 질환에서 병명은 같을 수 있으나 신체적인 특성, 나이, 성별 등의 차이점이 결국 약물의 효능을 다르게 만들기 때문에 치료에는 전문가의 도움이 있어야 된다. 선무당이 사람 잡는다는 말과 같이 섣부른 지식이 생명을 손상시킬 때가 많다는 것이 오늘의 우리 현실이다.

이 책에 수록한 질환과 그 치료제들은 저자의 임상 경험과 지금까지 연구해 온 본초학적 지식을 근간으로 하고 여기에 새롭게 발표된 현대 과학적인 효용성을 명확하게 분류하여 해석해 놓았다. 이것을 근간으로 해서 질병을 치료하면 나날이 개선되어 가는 병증을 확인할 수 있을 것이며 또한 치유가 더디고 반응이 약한 것은 있을 수 있으나 이 치료제 사용으로 다른 병증이나 부작용이 나타나는 것은 없도록 최선을 다하였다.

  환자의 경제적 사정을 감안하여 한약 상회나 산야에서 쉽게 구할 수 있는 것만 선택하여 실생활에 활용할 수 있게 하였다. 또한 저자가 새롭게 입방하기보다는 전래되어 온 민간방들에 대한 새로운 약리학적 해설을 붙인 것이 많고 효능에 타당성이 결여된 것은 모두 제외하였다.

  여기에 수록된 민간 속방들은 한의학적인 이론과 치료법이 아니며 조상들이 우리에게 물려 준 살아 있는 경험 의방임을 다시 한번 확인해 둔다.

약재 색인

빛깔있는 책들 202-1

민간 요법

글   ―안덕균
사진   ―안덕균

발행인   ―장세우
발행처   ―주식회사 대원사

편집   ―황병욱
총무   ―김인태, 정문철, 김영원

초판 1쇄 ―1991년 7월 31일 발행
초판 11쇄 ―2009년 9월 20일 발행

주식회사 대원사
우편번호/140-901
서울 용산구 후암동 358-17
전화번호/(02) 757-6717~9
팩시밀리/(02) 775-8043
등록번호/제 3-191호
http://www.daewonsa.co.kr

잘못된 책은 서점에서 바꿔 드립니다.

ⵘ 값 13,000원

ISBN 89-369-0105-2 00510
ISBN 89-369-0000-5(세트)

빛깔있는 책들

민속(분류번호 : 101)

고미술(분류번호 : 102)

불교 문화(분류번호 : 103)

음식 일반(분류번호 : 201)